DES FERMENS

ET

DES VIRUS,

A PROPOS

DES URINOIRS PUBLICS DE TOULOUSE,

ET

DU CHOLÉRA-MORBUS.

Première Partie.

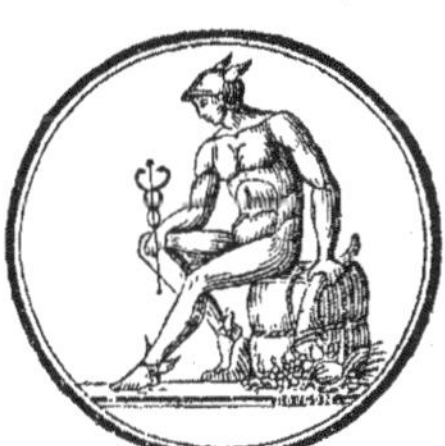

Voyez page 58.

Les exemplaires qui resteront de l'édition, tirée à 5oo, après la distribution faite aux souscripteurs, se vendront chez J.ⁿ-Mᵉᵘ Douladoure, au prix de 1 franc.

On tiendra registre des noms et qualités des acheteurs, pour être imprimés en tête de la seconde partie, s'ils le désirent.

LISTE

Des Citoyens de Toulouse et Officiers de santé militaires, qui, dans l'intérêt de l'hygiène publique et de l'agriculture, ont bien voulu faire les fonds pour payer les frais d'impression du présent opuscule.

SAVOIR :

Mme la Baronne DE VIELBANS, née VIDAILHAN, Propriétaire.

MM. ARZAC oncle, Propriétaire, Conseiller municipal, pour vingt actions sur cinquante.

Lucien AUTHIER, Négociant, Conseiller municipal.

DUCAP-BARDOU, Greffier du Juge de paix.

Paul MONTANÉ, Négociant, Juge au Tribunal de Comm.

DUCOS (Léon), *idem,* *idem.*

Joseph CONFERON, *idem,* *idem.*

LARIGAUDÈRE, Avocat.

PAILHÉS jeune, ex-pharmacien, rentier.

BEAUTE père, Propriétaire.

H. BOREL, Agent de change.

BRUN DE MALAFOSSE, Négociant.

THURIES et Ce, *idem.*

FAURE, *idem.*

DORIS Junior, *idem.*

LOUBERS fils aîné, *idem.*

RECOULE, *idem.*

JUERY, Négociant, Propriétaire, Membre résidant de la Société royale d'Agriculture.

G. CANY, Médecin, Membre de la Société royale de Médecine.

DUJAC, Pharmacien civil, Membre de la Société royale de Médecine et de l'Académie des Sciences.

COUSERAN, Pharmacien civil, Membre de la Société royale de Médecine.

D'HÉRALDE ✳, Chirurgien major du 5.e Régiment d'artillerie.

ASTIÉ ✳, Médecin de l'Hôpital militaire.

PITRON ✳, Chirurgien principal, *idem.*

AULANIER ✳, Pharmacien major, *idem.*

VERGESSE, Pharmacien major en retraite.

LACROIX, *Propriétaire d'un grand Prix d'honneur,* à lui décerné par la Société royale d'Agriculture de Toulouse, inventeur d'une Charrue très-estimée qui porte son nom, digne rival des sucriers-vignerons par son bel établissement de sucre de betteraves, etc., etc.

DES FERMENS

ET

DES VIRUS,

A PROPOS

DES URINOIRS PUBLICS DE TOULOUSE ;

Par C. B. ASTIER,

PHARMACIEN PRINCIPAL EN RETRAITE, CHEVALIER DE LA LÉGION D'HONNEUR,
MEMBRE RÉSIDANT DE LA SOCIÉTÉ ROYALE D'AGRICULTURE DU DÉPARTEMENT
DE LA HAUTE-GARONNE, CORRESPONDANT DE L'ACADÉMIE ROYALE DES SCIENCES,
INSCRIPTIONS ET BELLES-LETTRES DE TOULOUSE, DES SOCIÉTÉS DE PHARMACIE
ET LINNÉENNE DE PARIS, ET DE L'ACADÉMIE DES INFATIGABLES D'ALEXANDRIE.

Première Partie.

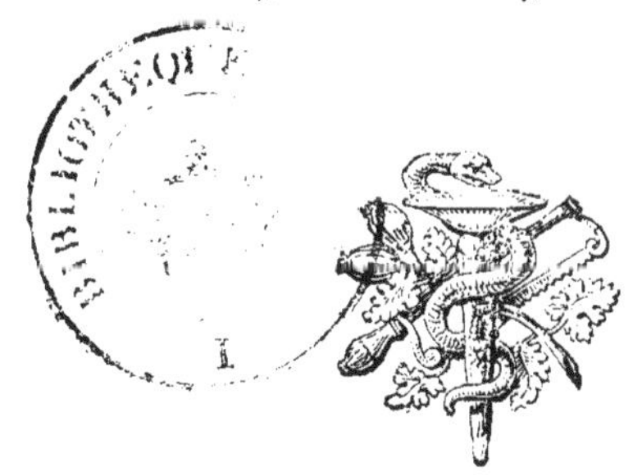

TOULOUSE,

IMPRIMERIE DE JEAN-MATTHIEU DOULADOURE,
RUE SAINT-ROME, N.° 41.

1833.

DÉDICACE ET PRÉFACE.

Quoiqu'il ne soit pas du bon ton (je ne sais trop pourquoi) de faire valoir la qualité de Chevalier, et qu'une longue liste de titres académiques figurant au frontispice d'une brochure fasse hausser les épaules à certains lecteurs, qui, comme autant de petits Pirons, les comptent pour moins que rien, je ne laisse pas de prendre ici les miens, d'abord parce que je m'en fais gloire, et que d'ailleurs il importe beaucoup au succès de mon opuscule que je le place sous la protection de MM. du Conseil de santé des armées, en fonctions et en retraite, à qui je dois l'étoile d'honneur, comme aussi des Corps savans qui ont daigné m'associer à leurs travaux : puisse la respectueuse dédicace que je leur fais de mon petit travail, leur être une preuve suffisante de la continuation de mon zèle pour les progrès des sciences, et sur-tout pour le maintien de la salubrité en France ! ce qui est le premier et le plus important devoir des gens de l'art en général, et sur-tout des Officiers de santé militaires, qui, à raison de leurs appointemens fixes et l'impossibilité où ils sont de s'enrichir, quoi qu'il arrive, sont grandement intéressés à ce qu'il y ait le moins de malades possible. (Voyez, à cet égard, le philosophe Montaigne, chap. xxi, et vous saurez pourquoi il y a des non-contagionistes.)

A propos de Montaigne, qui est mon auteur favori, et que je tâche d'imiter le plus qu'il m'est possible, il ne faut pas s'attendre ici à un ouvrage méthodique. J'écris comme lui, moins par singerie que par impuissance de mieux faire, à bâtons rompus, sans choix de termes, et ne laissant jamais échapper une bonne pensée, pour aller chercher un mot ronflant dans le dictionnaire, ou *pillotter* une belle phrase toute faite dans le livre d'un homme d'esprit. Je rends mes idées comme elles viennent de ma glande pinéale au bec de ma plume (tantôt toute bonne, et quelquefois un peu malicieuse), le mieux possible pourtant, me souciant peu du fameux *Non est loco* (que l'on dit devoir être toujours religieusement observé), au risque de ne faire que des rapsodies ; pensant bien que les lecteurs judicieux, *si tant est qu'ils me lisent,* et les critiques de bonne foi, sauront bien séparer *le plaisant du sévère* (1) confondus dans ma galimafrée, pour en tirer les conséquences naturelles. Pourquoi, d'ailleurs, me gênerais-je ? Je n'écris pas pour un éditeur payant les auteurs à tant par ligne, comme cela se pratique à Paris, et qui a, par conséquent, le droit de censure ! Je ne vends pas mes livres, je les donne, au risque d'en voir faire des papillotes ; ainsi ceux à qui je les envoie, gratis et franc de port, n'ont pas le droit d'être très-exigeans ; et s'ils veulent me comprendre, il est bien juste qu'ils gagnent cela par un peu d'attention. C'est bien assez pour moi d'avoir exécuté, *en personne,* les expériences dégoûtantes dont cette brochure traite, car je ne suis pas de ceux qui font faire le travail par leurs prépara-

---

(1) On verra bien par les deux phrases soulignées, prises à Boileau et à la Fontaine, que moi aussi je pourrais pillarder si je voulais en prendre la peine.

teurs ou leurs élèves , et qui n'ont d'autre peine
que de mettre les découvertes par écrit, en *s'en
réservant pourtant toute la gloire !* Je suis même
obligé, faute de secrétaire et faute d'argent pour
payer le copiste de l'échoppe, de mettre moi-même
mes brouillons au net, ce qui est très-pénible et
sur-tout très-fastidieux quand on porte lunettes et
que la main commence à trembler. J'espère donc
que ceux à qui je ferai mon petit présent, s'ils
n'en sont pas contens, voudront bien me le ren-
voyer par la poste. J'excepte pourtant de cette dis-
position les personnes et les Corps à qui j'en fais
la dédicace, lesquels me récompenseront assez
de mon travail s'ils daignent m'honorer de leur
bienveillante censure. Je dispense aussi de cette
restitution MM. les Journalistes à qui j'en ferai
l'envoi ; ils pourront, *s'ils veulent*, en faire le sujet de quelques feuilletons ; cela sera plus utile au
public que *les éloges payés* dont ils nous régalent
sans cesse du mérite de la poésie romantique et
des talens des comédiens de toute espèce et de
toutes couleurs. Mais qu'ils ne s'attendent pas à
ce que je les paie pour cela, d'abord parce que
ne travaillant pas à la ligne, je n'ai pas d'argent
pour acheter les leurs, et que d'ailleurs ce n'est
pas des éloges que j'attends d'eux, mais seulement une franche et loyale critique, non sur
les goguenarderies que j'y ai glissées à dessein
pour soulager de temps en temps l'attention des
lecteurs et leur faire supporter le dégoût qu'ins-
pire naturellement la matière dont je traite, mais
bien pour me donner *en conscience* leur avis, ou
celui de leur médecin (ce qui vaudrait bien

mieux), sur le degré d'utilité de mes découvertes, dans ce moment où le choléra-morbus régnant chez nos plus proches voisins du midi, peut d'un moment à l'autre envahir toute la France. J'ose espérer qu'en retour de ma brochure ils voudront bien m'envoyer le numéro de leur journal où ils en feront mention, si toutefois ils daignent s'en occuper : mon adresse est, rue Pargaminière, n.° 70, à Toulouse.

On me reprochera, sans doute, l'inconvenance d'avoir souvent parlé de moi et d'avoir trop fait tinter ma sonnette pour appeler l'attention du public : licence qui n'est pardonnable qu'aux hommes de l'étoffe de Montaigne ! Mais j'avais mes raisons pour cela, et comme je ne veux les dire que dans un an au moins, je laisserai croire, jusqu'alors, que ce n'a été que par vanité et pour faire parler de moi : et quand même cela serait, qu'y aurait-il d'étrange ? où est aujourd'hui l'homme assez sensé pour observer le grand précepte de la sagesse : CACHE TA VIE. Le chevrier, dit la vieille chronique de village, fit entrer ses chèvres dans les vignes pour faire parler de lui ! L'histoire nous rapporte qu'Erostrate pour *idem* incendia un temple fameux et y réussit parfaitement, malgré la rigueur d'une loi qui défendait, sous peine de mort, de parler de lui. Le trop grand Napoléon, tout aussi fou qu'Alexandre, *qui ne l'était pas mal, à ce que dit Boileau,* a bouleversé l'Europe et une partie de l'Asie, pour faire sonner à tort et à travers les mille trompettes de la déesse babillarde, pour *enroitiser* toute sa famille naturelle et d'adoption, même le frère Jérôme et le beau-frère Baciochi;

le tout pour aller finalement mourir à Sainte-Hélène, comme une poule mouillée, après avoir rôti et fricassé le monde à coups de canons et par les incendies ! Or, si un tel grand homme a fait de pareilles extravagances, moi, qui ne suis que gros et gras, je puis bien avoir la sotte fantaisie de faire parler de moi; mais mon ambition est du moins innocente, *à l'égard des hommes*, et moins orgueilleuse que celle du conquérant, puisqu'elle se borne à faire la guerre aux animalcules microscopiques, et à régner sur les urinoirs ! Aussi je crois fermement que je n'aurai point de rivaux : qu'il ne se présentera aucun prétendant à la souveraineté urinaire, et que les congrès ainsi que les protocolistes me laisseront, sans contradictions, suivre le cours de mes triomphes ! J'espère même que ma renommée, plus rapide et plus universelle que celle de Napoléon, s'étendra bientôt dans le monde entier, et que je trouverai partout des guerriers insecticides, *bien moins onéreux aux budgets des états que les Généraux d'armées*, qui voudront bien *gratis* s'associer à ma gloire par une ligue anticontagieuse, qu'on pourra vraiment nommer une sainte alliance, puisqu'elle aura pour objet d'exterminer les animalcules morbifères, porteurs de la peste, de la vérole, de la fièvre jaune, du choléra-morbus, etc., etc., qui, quoiqu'infiniment petits, n'en sont pas moins les plus redoutables ennemis de l'humanité, les rois compris : guerre à mort qui ne pourra qu'être approuvée par tous les peuples, et même par les ministres d'état, puisque les C. Perier, en meurent ! voire même la haute et *basse* aristocratie; car ces enragés animalcules n'ont pas plus de respect pour les Crillon et les Montmorenci, que pour les goujats, ni même que pour nos nouveaux seigneurs de par le cadastre et les patentes. Je compte, pour ce grand œuvre, sur la coopération, non-seulement des chimistes et des physiciens, mais encore sur celle des médecins de toutes les écoles et de toutes les sectes, dont je fais également grand cas, ainsi qu'on le verra dans le cours de l'opuscule. J'espère aussi le concours de mes confrères les pharmaciens civils, et sur-tout de mes camarades des trois professions, de toutes les armées de l'Europe (1), par-

---

(1) Tous les officiers de santé militaires de l'Europe civilisée sont camarades, grâce au sublime apophthegme de Louis XIV, qui, après le gain d'une bataille, sur la question qu'on lui fit pour savoir comment il entendait qu'on traitât les blessés de l'armée ennemie, répondit ces trois mots, plus glorieux pour lui que toutes ses autres gloires, et qui seuls lui auraient mérité le surnom de Grand : COMME LES NÔTRES (*). Depuis ce temps-là, tout soldat hors de combat n'est plus un ennemi, c'est un homme *sans cocarde et sans uniforme*, à qui l'art porte également ses secours sans autres distinctions que de secourir plutôt le plus dangereusement blessé. Depuis ce temps-là aussi les officiers de santé ne sont jamais faits prisonniers, ou du moins sont promptement rendus, sans échange et sans prêter serment de ne plus servir ; ils peuvent toujours fraterniser, même pendant que les guerriers en sont aux prises, lorsqu'il s'agit de se concerter pour combattre les épidémies. Ils se montrent en cela beaucoup plus humains et meilleurs philosophes

(*) On peut perdre une couronne, mais une noble et belle action ne se perd jamais : la preuve de cela, c'est que je me plais à rapporter ici ce beau trait de Louis XIV, avec la certitude que tous les Français qui peuvent l'ignorer, l'apprendront avec plaisir, par cela seul qu'il fait honneur à la nation. Ce fait admirable, arrivé dans un temps où les hommes étaient comptés pour si peu de chose, méritait bien une mention dans l'histoire, et je me fais ici gloire de réparer l'omission des historiens.

ticulièrement de MM. Graefe et Richter, de Prusse, qui ont bien voulu se concerter avec moi, après le siége de Torgau en 1813, pour opérer la sanification des hôpitaux de cette place, infectée du typhus pétéchial. (*Voyez mon n.° VII, page 30.*) Je ne désespère pas de convertir à la doctrine varonienne les docteurs les plus entichés des nouveaux systèmes, par cela seul que *les vrais docteurs* aiment et cherchent de bonne foi la vérité.

Je m'attends bien que les étudians, *jeune France,*

---

qu'Hippocrate, que l'on vante tant pour avoir refusé les secours de sa haute science à l'armée d'Artaxercès ; et aujourd'hui, malgré que la guerre soit toujours une atroce et honteuse barbarie, elle est du moins tempérée par le bon sens et par la charité chrétienne : aussi voyons-nous *quelquefois* les Souverains applaudir à ce progrès de la raison, en récompensant honorablement les officiers de santé des armées qui leur sont opposées, ainsi que l'a fait **S. M.** le Roi de Prusse, qui donna une tabatière d'or enrichie de son portrait, au chirurgien major de France docteur *Rumèbe;* et Louis XVIII, qui nomma le docteur en chef de l'armée Prussienne, officier de la légion d'honneur (*), après la désastreuse campagne de 1813 et la paix de Paris. Ces faits sont d'une haute importance pour l'avenir, puisque ces beaux et bons exemples peuvent donner lieu au salut de mille et de milliers de soldats qui périraient faute de secours dans les guerres futures, si les officiers de santé militaires des différentes nations, oubliant leur divine mission et le dit notable de Louis XIV, venaient à retomber dans l'ancienne barbarie par un patriotisme mal entendu. Je déposerai, avec le présent opuscule, aux archives de l'Académie des Sciences de Toulouse, quelques pièces de ma correspondance écrite avec MM. *Graefe* et *Richter*, pour prouver la fraternité qui existe entre tous les officiers de santé militaires, et qu'elles soient conservées soigneusement pour les faire valoir au besoin.

(*) Voyez le Moniteur du 13 novembre 1814.

en moustaches, en bonnet rouge et à barbe de bouc, ne regarderont mon opuscule que comme un radotage de *perruque* grise, ou comme l'enfantement d'un *rococo* (car c'est ainsi que les coureurs d'émeutes et de cafés, et les courtisans des courtisanes en chambres garnies traitent aujourd'hui *la vieillesse studieuse*). Mais qu'importe, j'ai soixante ans et un demi-lustre passé, et il m'est par conséquent permis de radoter. Quoique montagnard dauphinois, je me tirerai de leurs mauvaises plaisanteries en gascon ; je dirai que l'étude des fermens et des virus, comme aussi celle des agens anti-fermentescibles et anti-contagieux, est, depuis vingt-trois ans, ma spécialité, ma marotte, et même si l'on veut ma monomanie. Avec ces trois mots-là on fait aujourd'hui tout passer en France, même les spéciaux de la chambre des députés ! Au demeurant, si la cabale s'en mêle et si elle me force de renoncer à mon vaste plan de gloire universelle , je me réfugierai dans mes fioles à médecine, et dans mes urinoirs publics de Toulouse, qui m'ont valu la nouvelle connaissance *bien démontrée du mutage de l'urine humaine,* et je m'estimerai assez heureux si ce petit service que j'ai rendu aux Toulousains peut me valoir un peu de leur estime.

Toulouse, le 12 septembre 1833.

Le Chevalier ASTIER.

DES FERMENS

ET

DES VIRUS.

Pour faire il faut savoir ;
Pour savoir il faut faire.

Devise ASTIER.

LES plus funestes causes d'insalubrité dans les villes populeuses sont sans contredit l'accumulation, dans les rues et places publiques, des matières putrescibles, et sur-tout·des ordures excrémentitielles : la police sanitaire peut facilement remédier à ce grave danger , en faisant soigneusement enlever à la pelle celles qui sont solides ; mais il n'en est pas de même de l'urine, dont la projection contre les murs et l'épanchement sur les pavés donne lieu par son infiltration à des foyers de corruption , d'où s'exhalent continuellement des émanations putrides et ammoniacales aussi dégoûtantes que dangereuses, ainsi que cela avait encore lieu à Toulouse il n'y a guère plus d'un an, lorsque M. *Arzac*, Conseiller municipal, dans son zèle ardent pour le maintien de la salubrité, fit établir des urinoirs publics dans tous les lieux où les passans ont coutume d'uriner. Cette utile innovation, quoique judicieusement conçue et très-bien exécutée, ne remplissait pourtant qu'imparfaitement le but, en ce que le ferment putréfacteur contenu naturellement dans l'urine

humaine, en pénétrant dans les pores du bois et en s'in-
crustant sur les parois intérieures des vases, devient
un levain permanent qui donne lieu subitement à la décomposition spontanée de l'urine au fur et à mesure
qu'elle y est versée, et produit abondamment cette vapeur
miasmatique et repoussante trop connue, qui finit toujours par être insupportable, sur-tout dans les grandes
chaleurs. Cela allait au point que beaucoup de passans,
pour éviter cette offense à leur odorat, au lieu de satisfaire leurs besoins dans l'urinoir, pissaient à coté, aug-
mentaient d'autant l'infection, et rendaient par là la
précaution presque inutile.

Invité par plusieurs citoyens, et notamment par
M. *Jucri*, membre de la Société d'Agriculture, d'aviser
aux moyens de remédier à ce grave inconvénient, je me
suis livré à une série d'expériences de laboratoire, dans la
vue de mettre obstacle à la décomposition spontanée de
l'urine par le moyen des réactifs chimiques, ce à quoi
j'ai parfaitement réussi par l'heureuse application de la
triple propriété *insecticide*, anti-fermentescible et anti-
contagieuse dont jouissent le deutoxide et le perchlorure
de mercure, comme aussi l'acide sulfurique, l'espèce de
goudron provenant de la distillation sèche du bois dans
les fabriques d'acide pyroligneux, et enfin par la suie de
cheminée. Les bons effets du précipité rouge et du sublimé
corrosif (vieux style) ont été constatés par une Commission
composée de M. le docteur *Ducasse* et des pharmaciens
chimistes MM. *Deler* et *Delpont*, nommés par M. *Viguerie*,
alors Maire de Toulouse, sur le rapport de laquelle le
Conseil municipal, dans sa séance du 19 août, a voté des
fonds pour mettre le mutage en pratique dans tous les
urinoirs publics de la ville : ainsi, grâces à M. *Viguerie*,

à M. *Rolland,* Maire actuel , à MM. *Ducassé* et *Arzac* , Conseillers municipaux, et à leur sollicitude pour le maintien de la salubrité, notre cité sera désormais exempte de l'infection urinaire, et on s'y portera mieux, pourvu que les gadouards, jusqu'ici mal surveillés, fassent dorénavent leur service pendant le jour (ce qui est tout à fait sans inconvénient, puisque l'urine mutée est parfaitement inodore), et non pendant la nuit, du temps que les inspecteurs de police sont au lit; car, *quand on s'endort sur les lois d'Hygie, on se réveille malade* (1).

Ces nouveaux moyens de salubrité pouvant devenir utiles aux autres villes de France et même à toutes les villes, sur-tout celles qui sont menacées et plus encore celles qui sont infectées du choléra-morbus , je crois devoir donner ici les différens procédés de mutisme que j'ai employés, afin que l'on puisse s'en servir le plus économiquement possible, suivant les ressources locales, et les varier suivant les circonstances que les médecins des épidémies sauront bien apprécier.

La première et la plus importante condition pour le succès de l'opération, est de mettre l'urinoir à l'abri de la pénétration du ferment urique : le plus efficace serait de faire doubler le vase en plomb laminé; mais ce moyen est très-coûteux, et ne convient qu'aux villes riches, c'est celui que M. le Maire actuel de Toulouse se propose d'em-

---

(1) Je vole cette pensée à un grand philosophe , qui l'a manifestée au monde pour la conservation d'un bien non moins précieux que la santé, ce qui n'est pas peu dire; je ne le nomme pas, pour laisser aux érudits le plaisir de chercher son nom dans leurs bibliothèques , et que d'ailleurs il n'est pas bon de faire comprendre trop clairement certaines grandes vérités à toutes sortes de gens.

ployer pour utiliser du plomb qui se trouve dans les magasins de la mairie : ce moyen est excellent, dis-je ; mais il a aussi ses inconvéniens. Les lames de zinc qu'on a proposé sont inadmissibles, parce que l'emploi de ce métal interdirait le mutisme par l'acide sulfurique. Le second (celui employé pour mes expériences de rue) est de faire peindre à l'huile siccative l'intérieur de ces vases avec un mélange à parties égales de céruse et de précipité rouge. Le troisième enfin est de charbonner superficiellement la surface intérieure des urinoirs, en y faisant circuler, pendant un quart d'heure, une suffisante quantité d'acide sulfurique concentré. Je dois avertir que si l'on veut faire servir les vieux urinoirs, il est indispensable de les désinfecter radicalement, d'abord par le lavage à grande eau et le raclage, puis par une forte lessive caustique, pour détruire la matière animale, et enfin par l'acide sulfurique affaibli et la brosse rude, pour détacher et dissoudre le phosphate de chaux incrusté.

Quant au mutisme par le sublimé corrosif, rien n'est plus facile ; il suffit que la personne qui en est chargée *(laquelle doit être digne de confiance)* jette tous les matins ou tous les deux jours, dans les urinoirs, après les avoir vidés (en y laissant pourtant quelques litres du liquide de la veille), une dose proportionnelle du réactif dans les rapports de trois grains par kilogramme d'urine que le vase reçoit ordinairement pendant vingt-quatre ou quarante-huit heures. Ce sel mercuriel, quoique très-peu soluble à l'eau, se dissout très-promptement et très-facilement dans l'urine par l'effet réactionnaire des sels ammoniacaux qu'elle contient ; or, avec la précaution que j'ai recommandée plus haut de laisser dans l'urinoir quelques litres de l'urine de la veille, on conçoit que le travail est extrêmement facile, puisqu'il ne s'agit que d'y jeter le paquet de sublimé corrosif dosé d'après la capacité du vase, et d'agiter la liqueur pendant une minute avec un bâton.

Le mutisme par l'acide sulfurique exige plus de soins et cause plus d'embarras, en ce que ce réactif brûlant doit préalablement être étendu d'au moins huit fois son poids d'eau, pour n'altérer ni la peinture ni le bois des urinoirs, et que d'ailleurs ne pouvant être contenu que dans des vaisseaux de verre, son emploi peut donner lieu à des accidens dommageables aux vêtemens des ouvriers : il mériterait pourtant la préférence, sous plusieurs rapports, surtout si les urinoirs étaient doublés de plomb, métal fort peu altérable par ledit acide : la dose proportionnelle de ce réactif à 60 degrés, est d'un gros par litre d'urine. Le fait est que le mutisme du liquide excrémentitiel, si éminemment putrescible, réussit également bien par l'un comme par l'autre, et est parfaitement assuré pour cinq ou six jours, même pendant les plus fortes chaleurs de l'été (j'ai opéré pendant la deuxième quinzaine de juillet et la première d'août); ce qui donne tout le temps nécessaire pour transporter au loin ce liquide fertilisant, pour l'employer utilement en faveur de l'agriculture, sans incommoder les gadouards ni les charroyeurs, puisque, comme je l'ai déjà dit, l'urine mutée est parfaitement inodore. Je dois dire encore que, sous ce rapport, le mutisme par l'acide sulfurique est préférable à celui par le sublimé corrosif, d'abord, parce que cet acide avarié, comme il y en a tant dans le commerce, et qui se vend à vil prix, de même que celui se qui a déjà servi dans les hôtels des monnaies pour l'affinage de l'argent, dont on trouve difficilement à se défaire, serait très-propre à cet usage, et qu'on pourrait, sans augmenter le coût du mutage, renforcer du double et du triple la dose que j'indique; d'où il résulterait d'abord un mutisme plus persistant; et que d'un autre côté l'excès d'acide étant porté dans les champs avec l'urine, formerait par sa combinaison avec les terres calcaires, un vrai sulfate de chaux (du plâtre) dont la propriété fertilisante est trop connue pour que j'aie besoin d'entrer ici dans des explications détaillées. Je pourrais même en finir là : ce qui précède serait bien suffisant pour fournir un bon article au Journal des Connaissances utiles, et porter les villes puantes à adopter l'usage des urinoirs inodores; mais comme il me faut joindre à la pratique du mutage de l'urine, la théorie de cette opération, dont beaucoup de gens, d'ailleurs très-savans, ne se doutent pas, il est nécessaire que j'écrive encore très-longuement, au risque d'ennuyer ceux qui, se contentant des faits, opèrent sans raisonner, et sans s'informer d'où leur viennent les procédés des arts les plus nécessaires; s'inquiétant peu des travaux, des veilles et souvent des chagrins qu'ils ont coûtés à leurs inventeurs.

L'histoire des sciences faisant partie essentielle des sciences mêmes, et le devoir de tous continuateurs, imitateurs, professeurs, copistes-traducteurs et autres écrivains rimant en *eurs*, étant de signaler, autant que possible, les sources originelles des découvertes, je commence par déclarer formellement que tous mes succès, en fait de mutage, dérivent originellement de la belle découverte faite en 1808, par le docteur *Valli,* médecin à l'armée d'Italie, mon camarade et mon ami, de la propriété antiputrescible dont jouit l'oxide rouge de mercure : propriété alors tout-à-fait inconnue, et même niée, injurieusement pour *Valli*, par un savant du premier ordre. Je déclare de plus, que si j'ai quelque mérite en cela, ce n'est que pour en avoir (le premier) fait une heureuse application afin de préserver le moût de la fermentation dans la fabrication des sirops de raisin, *du temps où l'on sentait le prix de cette richesse nationale*, que la politique d'à présent et l'insatiable fisc laisse sottement dormir, mais qui ne périra pas, par la double raison que *ce qui est écrit est écrit*, et qu'il faut bien qu'il nous reste quelque chose des conquêtes de Napoléon et de son système continental. Quant à la théorie que j'ai donnée de la fermentation vineuse et de la manière d'agir des agens chimiques anti-fermentescibles, il y a plus de vingt ans, je n'imagine pas qu'on puisse me contester la priorité, puisque les savans d'aujourd'hui (même ceux de Paris) n'ont point encore de principes fixes à cet égard, et que lorsqu'ils prononcent les mots sonores, mais vides de sens comme des phrases de musique, de *mouvement intestin* et de *décomposition spontanée*, ils n'ont plus rien à dire, ainsi qu'ils en conviennent modestement, en disant que la fermentation est encore un mystère. Pour ce qui est des virus, que je considère comme autant de fermens divers, j'ai pris mes idées un peu partout, dans *Buffon* d'abord, puis sur le porte-objet de mon microscope, dans mes conversations avec des médecins de toutes sectes, et que sais-je encore où ! Mais qu'importe ? je sais actuellement à quoi m'en tenir; et si j'étais médecin, ma pratique, en fait d'épidémies et de contagions, ne serait pas empirique.

D'après cet exposé, où l'on voit que, pour arriver au mutage de l'urine humaine, il m'a fallu voir, ensemble,

d'un coup d'œil, les choses en apparence les plus dispa-
rates, telles que l'urine, le moût de raisin, les molécules
organiques, les contagions et les fermentations, etc., mes
lecteurs ne trouveront pas étrange si, dans ce qui me
reste à dire, j'entremêle sans trop de façon, à la manière de *Montaigne*, et peut-être avec un peu de confu-
sion, toutes les pensées dont ma tête est remplie, et *qu'à
propos des urinoirs publics de Toulouse*, je les entre-
tienne de siruperie, d'œnologie, de physiologie, de
miasmes, de virus, et même un peu de la politique du
jour, dont l'action sur les quatre principaux objets de
mes méditations est on ne peut plus contrariante. Néanmoins, pour mettre le plus d'ordre possible dans le présent opuscule, et pour éviter les répétitions de ce que
j'ai dit dans mes précédens écrits sur ces matières, je vais
en faire la liste par articles numérotés et par ordre de
dates.

Les dates ! vous le savez, amis et envieux lecteurs, sont
sévères comme les procureurs du roi en cours d'assises, et
inexorables comme le temps; devant elles, l'intrigue est
impuissante ; la protection des grands, et même les faveurs des académies ne peuvent rien ! Une date certaine
présentée par qui que ce soit,

> Fait mettre chapeau bas,
> Même au marquis de Carabas.

En conséquence, je vais reproduire les miennes, pour que
personne ne puisse les révoquer en doute, sous prétexte
d'ignorance.

N.º I.

Vendanges de 1808, en Italie; première application de la propriété anti-fermentescible de l'oxide rouge de mercure au mutage du moût de raisin, pour la préparation du sirop de ce fruit, faite à l'hôpital militaire de Vicence.

Le succès de cette première expérience fut non-seulement heureux et complet, mais encore tellement étonnant, que les savans d'alors, sur-tout ceux de Paris (qui étaient loin de s'attendre à cela), nièrent d'abord la possibilité du phénomène ; puis poussèrent de grands cris d'alarme, et me firent bénignement mettre sous la surveillance de la haute-police civile et militaire, comme empoisonneur public ! Cette douceur de l'aristocratie savante, qui agit alors à mon égard, non moins dédaigneusement et présomptueusement (j'adoucis les termes) que toutes les autres aristocraties envers les petites gens, quoique je fusse depuis long-temps Pharmacien-major, fit plus que me châtouiller, car rien n'est plus propre à remuer la bile noire des hommes qui ont du sang rouge dans les artères, que l'abus du pouvoir et les vexations arbitraires ! Je restai coi pourtant, crainte de destitution, mais je mis *la surveillance de la haute-police* dans un coin de ma cervelle pour m'en souvenir en temps utile, et ce temps ne tarda pas d'arriver, ainsi qu'on le verra plus bas.

Perdonar e da Dio, dimenticar e da bestia.

(Proverbe italien.)

Au demeurant, cette petite persécution (grâces à M. *Malatret*, alors Pharmacien en chef de l'armée d'Italie, qui prit chaleureusement ma défense), loin de m'avoir été nuisible, me valut l'estime et la protection de l'illustre Parmentier, mon premier chef, de qui je n'avais pas l'honneur d'être connu, qui dès-lors voulut bien faire valoir mes travaux et m'en a récompensé autant qu'il a été en son pouvoir : je dis ceci à sa gloire, et je parle crânologiquement du coin de ma cervelle, pour faire savoir à M. *Malatret*, heureusement encore vivant, que si j'ai la bosse du souvenir des offenses, j'ai aussi celle de la reconnaissance et sur-tout la mémoire du cœur.

N.° II.

Mémoire explicatif sur l'emploi de l'oxide rouge de mercure, pour le mutage du moût de raisin, daté de Vicence, le 4 février 1809.

Ce mémoire, enrichi de notes critiques de M. Malatret, prouve d'abord l'innocuité du sirop *doux* de raisin dont le moût a été muté par l'oxide de mercure : il constate de plus qu'à cette époque on n'avait pas encore pensé à appliquer le mutisme par le gaz acide sulfureux aux fabriques en grand de sirop. Ce n'est, en effet, que depuis lors qu'on a pris ce parti ; la preuve de cela, c'est qu'il n'en est pas question dans la première instruction de Parmentier sur la préparation des sirops et conserves de raisin, laquelle se borne à indiquer les moyens de perfectionner le raisiné des ménagères. Dans la seconde édition de son instruction, publiée en 1809, il en parle, page 94, d'après la pratique de Bergerac pour faire les vins muets. Il me fait aussi l'honneur, page 277, de citer approbativement mondit mémoire, en ajoutant une belle prédiction que je voudrais bien pouvoir accomplir; mais il me faudrait pour cela l'aide de Dieu et du Roi, ainsi que je l'écrivis d'enthousiasme, au moment de la réception, en marge de l'exemplaire dont il me gratifia; j'ai beaucoup vieilli depuis lors, mais tant qu'il y a vie il y a espoir.

Mondit mémoire est encore inédit; mais je le ferai peut-être imprimer pour l'instruction de ceux qui, ayant vu brûler des mèches soufrées dans des tonneaux, pour empêcher les vins faibles de s'aigrir, s'imaginent, *savamment*, que l'art du mutage se réduit à cela, et qu'il n'y a pas grand mérite à en avoir fait l'application à l'urine humaine.

N.º III.

Rapport des expériences faites sur les sirops de raisin, à MM. les Inspecteurs généraux du service de santé des armées; suivi d'un éloge en vers de Parmentier, assaisonné d'un petit coup d'encensoir pour Napoléon, EN SA BONNE QUALITÉ de grand protecteur de l'art nouveau; par J. L. Brad, Chirurgien aide-major. Brochure in-8º de 94 pages, de l'imprimerie de Louis Capriolo. Alexandrie, 1810.

Ce rapport est un exposé raisonné des divers procédés que j'avais mis en usage pour la confection des sirops doux et acides de raisin destinés à l'approvisionnement de l'hôpital militaire d'Alexandrie, dont j'étais Pharmacien-major. C'est dans cet opuscule que j'ai parlé, pour la première fois, des animalcules infusoires considérés comme cause efficiente de la fermentation, et où j'ai prouvé, par des expériences directes, que les réactifs anti-fermentescibles sont insecticides, et sont aussi les remèdes les plus efficaces dont la médecine se sert pour prévenir et pour combattre les maladies les plus dangereuses. Si Varron, Columelle, Linnée, etc., avaient eu l'idée de faire ces expériences, ils auraient professé avec bien plus d'assurance la doctrine de la pathologie animée, et les Académies de Médecine de Pétersbourg, de Berlin, de Vienne, de Londres, et même celle de Paris, ne seraient pas réduites aujourd'hui *à convenir humblement qu'elles ignorent la cause efficiente du choléra-morbus.*

L'unique édition de cette brochure, à l'exception d'une vingtaine d'exemplaires envoyés d'Alexandrie à MM. les Inspecteurs généraux et à quelques amis, a sans doute été mise au pilon depuis que le département de Marengo a été effacé de la carte de France; mais il m'en reste encore un, que je me propose de léguer à l'Académie des Sciences de Toulouse pour qu'elle le conserve soigneusement comme pièce historique et reste de conquête! à moins que quelque bon patriote aisé, tel que M. Arzac, ou une association de souscripteurs zélés pour les choses utiles au pays, ne veuillent faire les frais de la réimpression : ce que je ne crois pas, vu que les grands patriotes, *beaux diseurs*, d'aujourd'hui, aiment mieux se régaler d'un bon repas ou se pavaner dans des habits dorés et dans de beaux carrosses, que de dépenser quelque peu d'argent pour un objet d'intérêt national, et que les souscripteurs, *quoique les souscriptions soient très à la mode,* aimeraient mieux souscrire par écus et par centaines de francs pour le rachat du domaine royal de Chambord, ou pour empêcher la vente de l'hôtel Laffite, que de sacrifier six sous au profit du public.

Parmentier, dans *son traité sur l'art de fabriquer les*

sirops et conserves de raisins, qui est la troisième édition de son grand œuvre, publié en 1810, fait mention, page 181, de ma sincérité et de celle de mon camarade Serullas, sur l'appréciation de la faculté sucrante des sirops de raisin, que nous avons jugée moindre que celle du sirop de sucre et supérieure à celle du sirop de miel (tous trois cuits à la même consistance). Voilà encore une date certaine sur laquelle on peut se fier ! car Serullas et moi nous avions des appointemens fixes, et nous ne pensions pas à faire fortune par la spéculation mercantile, en vantant au-delà du vrai le succédané du sucre d'Amérique, pour le vendre plus cher que sa valeur ; nous ne vendions pas nous ! nous fabriquions dans le seul intérêt de l'État et pour le soulagement des vainqueurs de Marengo et autres défenseurs de la patrie, malades. Je le dis à regret, *mais en vérité,* ce n'est que la cupidité des fabricans spéculateurs, qui, profitant de la disette du sucre exotique pour s'enrichir, ou du moins pour gagner beaucoup, a fait échouer la plus noble, la plus patriotique et la plus philantropique entreprise ; entreprise marquée au cachet de Parmentier ! ce qui n'est pas peu dire. Serullas et moi nous étions alors véritablement *des apothicaires sans sucre,* par l'effet du système continental ; mais nous en sûmes bien trouver dans les vignes du Piémont, où pourtant on ne cultive pas l'*arundo saccharifera,* et de meilleur que le miel de canne des anciens, meilleur que le miel des abeilles, le méluvé enfin (1), beaucoup moins cher que le miel de Narbonne, et préférable peut-être au miel du Mont-Imète tant

----

(1) Nom que j'ai donné à la partie demi solide du sirop de raisin, séparée de la partie liquide, pag. 58 du mémoire.

chanté par les poëtes ; d'où je conclus que le gouvernement ferait une œuvre digne de lui en provoquant la
reprise de la fabrication des sirops de raisin', et en l'en-
courageant par tous les moyens possibles , ne fût-ce que
pour subvenir aux besoins des malades pauvres et dimi-
nuer la dépense des hôpitaux civils et militaires, où
l'article *sucre* est digne d'attention. L'illustre Docteur
Broussais ne pourrait pas se fâcher de cela , car le sirop
doux de raisin, qui n'est autre chose que du mucoso-
sucré, remplacerait parfaitement le sirop de gomme dont
on fait partout, d'après son ordonnance , un si grand
et si fréquent usage. Le sirop acide trouverait aussi un
très-agréable et très-utile emploi dans les boissons rafraî-
chissantes, et sur-tout pour la préparation du punch ,
dont les gastronomes du bon ton font grandes libations
pour faciliter la digestion , en substitution du fameux
coup du milieu qui était autrefois à la mode dans le
monde fashionable. Cela ne nuirait pas au commerce du
sucre; car cette denrée étant un objet de luxe, la richesse
et l'opulence lui donneront toujours la préférence ; la
production américaine serait seulement à un peu plus bas
prix, et tout le monde y gagnerait.

Mon susdit rapport à MM. les Inspecteurs généraux ,
des expériences d'Alexandrie, me valut l'honneur d'être
envoyé à Toulouse par le gouvernement d'alors, pour
y établir une grande fabrique de sirop de raisin pour
l'approvisionnement des hôpitaux des armées du Nord ,
et, par contre coup, l'honneur plus grand encore d'être
admis au nombre des correspondans de l'Académie des
Sciences, Inscriptions et Belles-lettres de Toulouse, par
sa délibération du 4 avril 1811 , sur la présentation de
MM. Dispan et Roger-Martin , professeurs de chimie et

de physique, dont la reconnaissance m'impose le devoir de rappeler ici l'honorable mémoire.

Les pages 103-104 de la quatrième édition de l'ouvrage de Parmentier sur les sirops de raisin, article *Marengo*, publié en 1812, sont pour moi une fort belle date dont je m'abstiens de parler, parce que le zèle pour les progrès des sciences et le patriotisme ont aussi leur pudeur. Je n'en fais mention ici que parce qu'elles sont un court résumé de mes travaux précédens, et qu'elles portent une invitation aux chimistes pour les engager à expliquer les phénomènes de la fermentation et la manière d'agir des réactifs anti-fermentescibles : un tel appel fait par le Nestor des savans d'alors aurait dû les porter à résoudre la question ; mais *bernique!* ils n'ont pas plus répondu à cette puissante sollicitation qu'aux miennes et même qui à celles de l'Académie des Sciences de Toulouse, quoiqu'il y eût une médaille d'or de 500 francs à gagner, ainsi qu'on le verra plus bas.

N.º IV.

Résultats des expériences faites en 1812 sur le sirop et le sucre de raisin, par M. Astier, l'un des Pharmaciens principaux de la grande armée ; mémoire inséré dans la cinquième et dernière édition de Parmentier, de l'imprimerie impériale, 1813, page 122 et suivantes ; et aux Annales de chimie, tome LXXXVII, pages 27 et 271.

Après ma grande fabrication de Toulouse, et à mon retour à Alexandrie, je rendis compte de ma mission au gouvernement (par l'intermédiaire de Parmentier), par un mémoire didactique, divisé par chapitres, avec

les figures des instrumens que j'avais imaginés et mis en œuvre, lesquelles furent gravées aux frais de l'État et jointes
audit compte rendu, ainsi qu'on peut le voir; car moi
aussi je sais écrire sérieusement et régulièrement, *quand
cela me plaît*. Ce mémoire qui, probablement, ne périra pas, quoi qu'il arrive, me valut tout d'un coup
une gratification de 1200 francs, *non de l'administration de la guerre*, mais de Son Exc. M. le comte de
Montalivet, alors Ministre de l'intérieur (1), ma promotion au grade de Principal pour la grande armée, et
mon diplome d'Infatigable de l'Académie des Sciences et
Arts d'Alexandie, titre très-peu ambitionné par nos hommes de loisir, à canapé et à gants de Grenoble, et que je
tâche, moi, de justifier autant qu'il m'est possible, ainsi
que le présent écrit en est la preuve.

Ce mémoire me valut encore mieux que tout cela, car
il me valut le singulier brevet d'*original*, que Parmentier
jugea à propos de joindre par une note au bas de la
page 122; je ne sais si le public jugera que je le mérite, mais le fait est que j'en fais grand cas et que je
veux le faire encadrer pour faire pendant avec mon beau
brevet, en parchemin, de Pharmacien-major, signé de la
propre main de Bonaparte, *Chef de l'État, au nom du
Peuple Français*. C'est magnifique cela! Quand on a un
pareil brevet dans son porte-feuille, on travaille de tête,
de cœur, de bras et même d'épaule avec courage,
par cela seul qu'on n'est sujet ni serviteur de personne;
on sert la patrie, dont on fait partie, et par conséquent
on se sert soi-même; ce service-là ne s'appelle pas une

____

(1) Serullas et moi fûmes les deux seuls Pharmaciens militaires à
qui l'on fit cette faveur.

servitude! Aussi Bonaparte était-il alors grand et majes-
tueux comme la grande Nation! Mais hélas, hélas! il a
voulu concentrer toute la majesté nationale sous une
couronne; il a renié le nom de son père pour prendre
celui d'un saint; il a voulu commander en maître, même
à des princes, des ducs, des comtes, etc. , de l'antique
et nouvelle façon; on l'a servi pour son argent, ses ma-
jorats et ses cordons, et nous avons vu, peu à peu, le
grand homme se rapetisser tout juste à la taille d'un
ambitieux Empereur, et puis tout à coup se réduire à
rien , ainsi que cela avait été prévu par tous les hommes
sensés et même par ses courtisans. Pauvre Napoléon! si
du moins l'exemple de ton épouvantable chute avait été
profitable! Mais non, Holy-Rood , Prague et le fort du
Ham sont là pour dire à la postérité ce que produit,
hors de saison, *le vouloir commander en maître*. Puisse
du moins la grande catastrophe de juillet être plus mé-
morable que Waterloo et *Bourmont* , et veuille Dieu
préserver la monarchie constitutionnelle *du bon plaisir*
et des barricades, à présent, toujours, et jusqu'à la con-
sommation des siècles! Amen.

N.º V.

Me voilà donc nommé Pharmacien principal, et il faut
partir en poste; cela presse , car la plupart des Principaux de la défunte grande armée ont eu les pieds, les
mains et les oreilles gelés en Russie, et que plusieurs
d'entr'eux ont descendu la garde (1)! Mais avant de
quitter Alexandrie, prenons une date médicale qui prouve

---

(1) Locution militaire des soldats français, pour éviter de dire
qu'un camarade est mort.

qu'on n'a pas besoin d'être Docteur pour opérer des guérisons par des moyens inconnus. Cette date se trouve au *Journal général de Médecine, de Chirurgie et de Pharmacie*, tome LI, page 331, article intitulé, *Extrait des Journaux de Médecine français.*

Cet article, rédigé par je ne sais qui, mais qui ne peut avoir coulé que d'une plume bienveillante et encourageante, annonce que j'ai trouvé un remède radical et agréable, *tutò et jucundè*, de guérir la gale, par l'emploi de lotions faites avec une infusion saturée de menthe poivrée. Cela est exact; mais le rédacteur n'a pas dit comment j'ai imaginé que la menthe poivrée pouvait être anti-psorique. Cela ne m'a pas coûté un grand effort de génie, je l'assure; il m'a suffi de partir du principe de la pathologie animée, et de me dire : *la gale est causée par un insecte microscopique, l'acarus scabiei; le camphre, en sa qualité d'insecticide, guérit la gale* (je m'en étais préalablement assuré); *la menthe poivrée contient du camphre, donc cette agréable plante aromatique doit être anti-psorique, ce qui se réalisa par l'expérience.* Il ne fallait pas être grand sorcier pour deviner cela, quoique nos Docteurs, qui le savent mieux que moi, en fassent mystère. Aussi n'ai-je pas été surpris, lors de l'invasion du choléra-morbus en France, de leur voir employer, avec plus ou moins de succès, à raison de la gravité des cas et de l'opportunité de l'administration, le camphre, l'essence de térébenthine, l'huile de cajeput, la moutarde, le mercure doux, la liqueur d'Hoffmann dans l'infusion de menthe poivrée, le chaud brûlant, le froid de glace, etc., tous remèdes éminemment insecticides. Ces messieurs sont intéressés à garder le secret; mais moi qui n'ai rien à gagner ni à perdre à la gale ni au choléra-morbus, je puis le dire à tout le monde.

N.º VI.

Me voilà donc Pharmacien principal; je pars d'Alexandrie, et j'arrive à Dresde le 20 mai 1813, ainsi qu'il conste par le visa de ma commission par l'Intendant général de l'armée (S. M. Impériale ne badinait pas ; il fallait être ponctuel), et je fis cette désastreuse campagne dont je m'abstiens de parler pour ne pas renouveler l'affliction de mes lecteurs vrais français, et pour aussi ne pas réjouir les voltigeurs qui ne le sont qu'argent comptant, qui ont su si grassement profiter du désastre.

Mon départ précipité d'Alexandrie ne m'ayant permis de rédiger que les quatre premiers articles de mon mémoire didactique, je fis le cinquième sur des caissons d'ambulance, au bivouac, pour ainsi dire en courant, ce qui n'empêcha pas Parmentier de le faire insérer textuellement aux *Annales de chimie,* page 271 du tome cité. Si les savans d'aujourd'hni daignent le lire, ils remarqueront que je n'y ai parlé *de la vitalité* du ferment vinaire que sur le ton du doute philosophique, et même avec beaucoup de retenue; je puis à présent écrire plus hardiment sur ce sujet, appuyé que je suis des belles découvertes de MM. *Desmazieres* et *Braconnot,* dont je parlerai dans la 2.ᵉ partie, lesquelles me semblent avoir déchiré complètement le voile qui couvrait le mystère. Je me reproche beaucoup de m'être servi, dans tout le cours de ce mémoire, du mot malencontreux d'*animalcules,* qui présente toujours à la pensée l'idée d'un petit insecte pourvu de tête, pieds, poils, pattes et queue, tout au moins visible au microscope, ce qui n'est pas exact, et a peut-être fait qu'on ne m'a pas compris ni voulu me croire. C'était, en partant de la doctrine de Buffon, comme je l'avais fait, de l'expression de *molécules organiques* dont j'aurais dû me servir ; mais je me suis ravisé plus tard, et j'ai reparé ma maladresse dans un opuscule qui fera le sujet du n.° 8.

N.° VII.

Après le siége de Torgau et mes travaux en commun avec mon camarade prussien M. *Richter*, comme on l'a vu à la préface, je vins à Paris pour rendre compte de mes opérations à Parmentier ; mais il n'y était plus ; il avait disparu de l'inspection générale du service de santé des armées, de l'Institut national et de tous les corps savans dont il était membre, pour aller prendre place, *sans majorat préalable*, AU TEMPLE DE MÉMOIRE, PARMI LES BIENFAITEURS DE L'HUMANITÉ !! place bien plus brillante qu'un siége héréditaire de Pair de France (quoi qu'on n'y ait pas attaché de dotation pour frais de représentation), et infiniment préférable à une niche du Panthéon, où l'on n'arrive que par esprit de parti, *en vertu d'une loi*, et dont on peut être délogé pour faire place à une sainte ou pour être jeté dans l'égoût Montmartre, comme cela est déjà arrivé.

Désappointé par l'absence de mon protecteur, mais toujours inspiré par lui, je repris le cours de mes expériences sur les fermens et les anti-fermentescibles, sous les yeux du savant M. *Laubert*, digne successeur de Parmentier au conseil de santé, et je trouvai (*ce dont on ne se doutait pas*) que le camphre, en sa qualité d'insecticide, était aussi anti-fermentescible. Ce fait fut constaté et publié par M. Laubert lui-même, au moyen du *Bulletin de pharmacie* du mois de septembre 1814, page 411 et suivantes. Cette date-là est la plus belle de ma vie, en ce que MM. les Inspecteurs généraux, voulant récompenser mon zèle et mes longs services, sollicitèrent et obtinrent pour moi le droit de porter les nobles insignes de la légion d'honneur, que l'on ne donnait pas encore alors, comme autrefois la croix de Saint-Michel, *sans savoir pourquoi et à propos de bottes.* Je fais encore tellement cas de mon brevet de chevalier, que je veux le mettre sous verre, non pour le préserver des rats, animaux, comme on le sait, très-friands des parchemins, et qui probablement les dévoreront tous tôt ou tard, mais parce que le mien est signé de feu S. M. Louis XVIII, et que je veux conserver précieusement cette signature, pour rapeler sans cesse à mes petits-enfans que c'est à ce Prince, instruit par l'expérience et le malheur, que la France est redevable de la Charte, laquelle, quoiqu'octroyée, et quoiqu'en disent nos fiers républicains, n'en est pas moins une œuvre de haute sagesse et un grand acte de royale fermeté, eu égard au temps où elle fut proclamée, *en dépit des absolutistes et des trois despotes et demi* (1) qui étaient réunis à Paris. Plût à Dieu que son successeur eût été aussi sage, et d'une autre fermeté que l'entêtement !

Un bonheur ne vient jamais sans l'autre, dit le proverbe, et je l'ai bien éprouvé; car peu de temps après avoir été fait chevalier, je reçus le diplome de correspondant de la Société de Pharmacie de Paris. Ce brevet-là, je ne le mettrai pas sous verre, parce que je n'ai pas

---

(1) Je n'ai pas besoin de dire que le demi-despote était lord Wellington.

peur que les rats me le mangent (*les Pharmaciens ne se font et ne se défont pas à volonté*); mais je ne le conserverai pas moins très-précieusement comme un de ceux dont je m'honore le plus.

N.º VIII.

Mes expériences de Paris ayant fait quelque sensation dans le monde savant, à cause de l'étrangeté des résultats, mon ami *Valli* en fut bientôt informé ; et comme il était nommé dans le rapport de M. *Laubert* à raison de sa découverte de la propriété anti-putrescible de l'oxide rouge de mercure, et que celle du camphre contrariait beaucoup la théorie qu'il avait donnée du phénomène, il m'adressa, à Toulouse, où j'étais alors (*à la demi-solde de major*), une lettre publiée à Grenoble, le 1.er octobre 1814 (sans nom d'imprimeur), pour me demander des explications ; ce qui m'obligea à lui répondre par un mémoire très-détaillé, sous le titre de *Réponse du Pharmacien principal* Astier, *à la lettre du Docteur* Valli, *Médecin militaire , sur la propriété anti-fermentescible et anti-putrescible de l'oxide rouge de mercure et du camphre ,* publiée à Toulouse, de l'imprimerie de *J. A. Caunes ,* en janvier 1815, avec cette épigraphe : *Les faits restent, et le temps efface les rêves de l'opinion.*

C'est dans ce mémoire que, toujours appuyé sur la théorie de Buffon, *de la vitalité des molécules organiques ,* et sur la doctrine de la pathologie animée, j'ai développé mes idées, non-seulement sur la nature des fermens et des virus, mais encore sur la faculté organisatrice des molécules organiques vivantes, pour la production des végetaux et des animaux. Ce petit ouvrage fut goûté par quelques savans, notamment par MM. du Conseil de

santé, et je ne crois pas que les autres personnes à qui
j'ai eu l'honneur de l'offrir, en aient fait des papillotes.
L'édition en est épuisée, à l'exception de quinze exemplaires qui me restent. Si jamais je le fais réimprimer, j'y
joindrai la lettre de Valli, où l'on verra comment ce
digne Médecin se vengea de l'affront qui lui avait été fait
à la consulte de Lyon, à cause de sa découverte, par le
célèbre Chaptal, qui prouva bien en cette occasion *que
les savans, même du premier ordre, ne savent pas tout,*
et que quand il s'agit de prononcer sur ce qu'on ignore,
il est bon d'être circonspect, quel que soit l'habit que
l'on porte, fût-ce même celui d'un Ministre impérial.
Moi aussi, j'ai profité de l'occasion, pour me décharger
le cœur et la mémoire *de la surveillance de la haute-
police,* dont j'ai parlé au n.° 1, sans pourtant m'écarter
du respect que je dois aux hommes qui me sont supérieurs
par le rang, *et sur-tout par la science.* Si je fais tirer
une seconde édition, dis-je, je l'augmenterai non-seulement de la lettre de Grenoble, mais encore de la plus
que curieuse anecdote de *Buonaparte, général en chef
de l'armée d'Italie, du Docteur Valli, et des grenouilles
galvaniques :* cela fera d'abord rire, puis donnera à
penser sur le grand moyen que possède toujours un
Médecin qui sent la dignité de sa profession, de la faire
respecter; moyen tout simple et bien facile, qui se réduit
à la résolution de mourir pauvre, plutôt que de s'avilir
par une lâche et honteuse courtisanerie. Valli n'eût jamais
dit que le choléra-morbus n'est pas contagieux, même
pour obtenir les faveurs du haut et puissant commerce
et de tous les négocians du monde.

N.º IX.

Changeons de thême, et prenoms date en fait d'œnologie.

Fixé que j'étais sur *l'action vitale* du ferment vinaire et sur la manière d'agir des réactifs anti-fermentescibles, il m'était bien facile de raisonner et d'agir avec assurance sur la matière sucrée du raisin, et ma première prouesse à cet égard fut un mémoire SUR LE SIROP VINIFÈRE, inséré au *Journal des Propriétaires ruraux pour le midi de la France*, tome XV, page 278 et suivantes. Mais avant d'entrer dans des détails à cet égard, il faut que je rappelle encore une fois avec reconnaissance la mémoire de M. Dispan, alors vice-Président de la Société royale d'Agriculture du département de la Haute-Garonne, qui, ayant jugé que mon zèle pouvait devenir utile aux grands *et petits* propriétaires de vignobles du Languedoc, me fit ouvrir la porte de la riche Société, par délibération du 19 janvier 1819, à titre d'associé *non résidant*, sans s'informer si j'étais propriétaire rural ou non, ni si je logeais chez moi ou en chambre garnie. Je n'oublierai pas ici de rappeler aussi la mémoire du vertueux et savant Abbé Marqué-Victor, digne successeur de Roger-Martin à la chaire de physique de la Faculté des Sciences de Toulouse, qui signa mon diplome en sa qualité de Secrétaire perpétuel de la Société, et qui ne contribua pas peu à me faire admettre, malgré mon *quasi-prolétarisme!* Aussi, s'il est donné aux âmes évangéliques de lire d'en haut dans les cœurs qui palpitent ici-bas, celles de Dispan et de Marqué-Victor verront dans le mien le plus sincère retour de charité chrétienne.

Avant de parler du mémoire, il me faut encore dire

qu'avant de l'écrire, je m'étais assuré par de nombreuses expériences de mon fait, car c'est toujours ainsi que je procède, n'étant pas de ceux qui font les plus belles choses du monde, rien qu'avec la plume; aussi mon mémoire, appuyé de bons échantillons, fit-il grand plaisir, et obtint sans difficulté l'honneur de l'impression. Cela devait être, car il promettait aux propriétaires de vignobles du midi, un nouveau débouché de leurs récoltes, trop souvent surabondantes aux besoins des localités; et aux habitans du nord, même de nos bons amis les Russes et les Prussiens, l'avantage de boire du bon vin, avec l'économie des trois quarts des frais de transport, d'où aurait pu résulter une branche très-importante de commerce. Malgré tout cela, le croirait-on? je fus blâmé par M. Delaveau de Bordeaux , et accusé d'imprudence, pour avoir enseigné au public *le moyen de faire du vin de ménage!* Je conviens que j'avais en effet très-mal calculé, car de combien n'aurait pas diminué de prix le nectar du Médoc, dont s'abreuvent , au poids de l'or, les dieux sublunaires à qui rien ne coûte, si, par un nouveau système d'industrie et d'exportation, on en était venu à établir des fabriques de sirop vinifère en Roussillon et dans le Bas-Languedoc, pour aller faire ensuite, dans tous les pays privés de vignes, du vin rival de celui qu'on récolte sur les bords de la Gironde. On sent, sans que je le dise, le grave inconvénient qui en aurait résulté pour les finances bordelaises; mais ce n'est pas tout, les finances de l'état auraient aussi pu en souffrir, car si *le vin de ménage* était devenu à la mode et trouvé meilleur que certains vins dits du pays, tels par exemple que ceux de Surenne et de Brie, que les non propriétaires sont pourtant obligés de boire faute d'autres, *en payant néanmoins les droits de boisson, au même taux que pour les vins généreux,* il en serait nécessairement résulté, que les familles nombreuses, les colléges, les pensionnats et autres établissemens publics, auraient adopté le vin de ménage, autant par esprit d'économie que pour être mieux abreuvés : et de là aussi contrebande et fraude des droits réunis, car il bien plus facile de faire passer un baril qu'une barrique, et j'ai prouvé, d'après mes expériences, qu'avec cinquante kilogrammes de sirop vinifère, on peut faire deux hectolitres de bon vin d'ordinaire, et du vin de dessert, en augmentant la proportion de la matière *acidule sucrée.* M. Delavau a sans doute fait ce raisonnement dans l'intérêt du fisc; je le fais comme lui, peut-être dans une autre vue, mais je n'en applaudis pas moins à son patriotisme local.

<h2 style="text-align:center">N.º X.</h2>

Les petits complimens de félicitation qui me furent faits sur ledit mémoire, m'ayant beaucoup encouragé, j'en fis un autre (toujours d'après expériences), sous le titre *de la transmutation du sirop de raisin en vin.* Car ce n'était pas assez d'avoir traité de la confection du sirop vinifère, il fallait encore en enseigner l'emploi. L'écrit dans lequel j'ai exposé la théorie et la pratique de cette nouvelle vinification, se trouve au tome XVII *du Journal des Propriétaires ruraux,* page 245. Sa date est du 24 juillet 1821. Je crois n'y avoir rien omis d'essentiel, et j'ose croire que quiconque voudra se bien pénétrer des principes qui y sont exposés, et suivre ponctuellement le mode de manipulation prescrit, fera tant qu'il voudra *de très-bon vin de ménage,* à meilleur marché que celui du cabaret; à la charge par lui de payer l'amende s'il se laisse surprendre en fraude par les employés des droits réunis.

C'est dans ce mémoire que je me suis permis, par quatre petites pages bien innocentes, et tout en badinant, de démontrer la parfaite inutilité du fameux appareil vinificateur de M.lle Gervais ; cela me valut l'animadversion de l'un de ses savans protecteurs, et quelques injures rimées du poëte anecdotier de Castelnaudary, *payé pour cela ;* mais je me suis consolé du petit chagrin que cette affaire me causa, par le jeton académique extraordinaire que la Société royale d'Agriculture de Toulouse me décerna, dans sa séance du 6 novembre 1821, en témoignage de satisfaction, et pour preuve que dans le grand procès gervaisien, je ne m'étais écarté ni de la véracité ni de la franchise qui caractérisent les loyaux Chevaliers de la Légion d'honneur, quoi qu'on ait eu l'air d'en douter dans des observations critiques, insérées audit tome XVII du journal cité, page 323 et suivantes, critique *désapprouvée*, dont je me suis consolé moi-même en taillant ma plume sur le ton

> D'auteur malin qui rit et qui fait rire,
> Qu'on blâme en le lisant, et pourtant qu'on veut lire,
>
> (Boileau.)

et en lançant dans le monde, pour en finir, mon *Dernier mot* sur le fameux appareil vinificateur, ce qui suffit pour décoiffer, sinon M.lle Gervais, qui probablement en est toujours entêtée, mais du moins pour faire sauter sans retour *l'inutile chapiteau* de dessus la cuve en fermentation, et sauver l'agriculture de la petite bagatelle de six millions de francs d'impôts extraordinaires non portés au budget de l'état qu'aurait rapportés le brevet d'invention, et qu'à bon droit j'avais flétri du nom *de contribution indirecte.*

N.º XI.

C'est assez discourir de ferment et de fermentation ; revenons aux virus et aux contagions, cela est beaucoup plus important. Buffon m'a dit ce que c'est qu'un virus, et tout comte qu'il était, il ne m'a pas fait un conte ; aussi en ai-je parlé avec assurance dans mes *Méditations sur la fièvre jaune, et moyens de s'en garantir*, opuscule imprimé à Toulouse, chez *J.ⁿ-M.ᵉⁿ Douladoure*, en 1821. Alors que les animalcules du typhus ictérodes faisaient leurs ravages en Espagne, et que les Médecins se disputaient, *comme à leur ordinaire*, sur la question de savoir si cette maladie est contagieuse, ou seulement épidémique. Persuadé comme je le suis, que dans l'un et l'autre cas, cette sorte de peste, *comme toutes les autres*, est causée par des molécules organiques vivantes, ennemies de la nature humaine, j'envoyai *gratis* grand nombre d'exemplaires de ma brochure, à la Junte de santé de Barcelonne, et aux Médecins expédiés en poste de Paris, pour aller sur les lieux étudier la maladie et en reconnaître les causes ; je ne sais si mon hommage leur est parvenu, car ces messieurs ne me firent pas l'honneur de m'en accuser réception. Ils en firent peut-être des papillotes ; aussi nos *étudieurs* de miasmes et de constitution atmosphérique étudièrent-ils sur un livre blanc, et revinrent, comme de mauvais écoliers, sans avoir rien appris.

A l'époque de l'invasion du choléra-morbus à Varsovie, lors de la mort du prince Constantin et du général Diebbitz-Balcanski (qui, pour asservir plus facilement la Pologne, commencèrent par la pestiférer), j'ajoutai à mon opuscule un feuilleton, en forme de préface, pour avertir les lecteurs, que les moyens préservatifs de la fièvre jaune étaient aussi ceux du choléra-morbus, et j'envoyai, *gratis et franc de port*, des exemplaires aux Intendans généraux, aux Officiers de santé en chef des armées russes et polonaises, aux Médecins de LL. MM. l'Empereur d'Autriche et le Roi de Prusse, ainsi qu'à leurs Ambassadeurs à Paris ; mais, hélas ! le tout en vain. Tous ces hauts personnages *à belles frisures* ont, comme les Docteurs de Barcelonne, fait des papillotes de mon ouvrage, et ne m'en ont pas même accusé réception ; aussi ont-ils laissé envahir leur patrie par la peste asiatique, et plusieurs d'entr'eux en sont-ils morts. Mon hommage fut un peu moins dédaigné par S. Exc. feu M. C. Périer ; ce grand Ministre m'en fit accuser réception par un commis anonyme, en m'avertissant que ma dépêche avait été transmise au Ministre du commerce (elle ne pouvait être mieux placée). Si S. Exc. C. Périer avait daigné lire mon opuscule, elle serait peut-être encore en vie.

Mon envoi à l'Académie royale de Médecine de Paris fut un peu plus heureux ; son savant Secrétaire perpétuel me fit l'honneur de m'accuser réception de l'ouvrage et du feuilleton ajouté, en m'avertissant que le tout avait été déposé aux archives de l'Académie : c'est très-flatteur, sans doute ; mais aucun rapport n'ayant été fait à ce sujet, j'ai ignoré long-temps quelle était l'opinion de l'illustre Compagnie sur la doctrine de la pathologie animée, dont je traite dans ledit opuscule, et dont celui-ci n'est que la continuation. Ardemment désireux de savoir à quoi m'en tenir à cet égard, et n'ayant aucun moyen direct de m'en assurer, j'ai usé de ruse, et par un tour de gascon je suis arrivé à mon but : or voici comment je m'y suis pris. Sachant que M. *Limousin-Lamothe*, mon confrère et ami, Pharmacien *civil* à Albi, *à qui j'avais donné*, GRATIS, *depuis long-temps presque tous mes opuscules*, avait l'honneur d'être correspondant du grand centre médical de France, je lui suggérai adroitement l'idée de faire un mémoire, dans lequel il traiterait des animalcules morbifiques; ce qu'il exécuta parfaitement, *sans me nommer*. J'ai appris, depuis lors, que l'illustre Académie avait bien accueilli ledit mémoire, et n'avait pas repoussé la doctrine des animalculistes; je puis donc la soutenir sans passer pour absurde, et c'est ce que je fais.

N.º XII.

Toujours persuadé, d'après Buffon et mes propres expériences, que les molécules *organiques vivantes* sont les agens dont Dieu se sert pour faire circuler la vie ici-bas, et que l'oxigène, l'hydrogène, le carbone et l'azote ne sont pas, comme se l'imaginent les chimistes, les seuls élémens des corps organisés, je fis, en janvier 1826, un petit essai théorique sur la nutrition des végétaux, auquel la Société royale d'Agriculture de la Haute-Garonne crut utile de donner de la publicité par l'insertion dans son *Journal des Propriétaires ruraux*, tome XXII, page 15 et suivantes. Cette bluette philosophique, que par timidité je n'osai signer, donna lieu à une polémique verbale et écrite, très-flatteuse pour moi, dans laquelle M. *Fourai de Salimbéni*, l'un des membres les plus distingués de la Société, voulut bien entrer, par une analyse réfutatrice, insérée au même tome dudit journal, page 252 et suivantes, et plus tard M. le Docteur Cany (tome XXIII, page 76), dont je me dispense de faire l'éloge, son mérite étant suffisamment connu à Toulouse et ailleurs. J'aime assez les agréables disputes; aussi me hâtai-je, aussitôt que parut la réfutation de M. de Salimbéni , de déchirer mon voile d'anonyme par ma lettre du 7 octobre 1826 à MM. les Rédacteurs dudit Journal , qui voulurent bien l'insérer au tome XXII, page 288. Les curieux de combats loyaux (qu'il ne faut pas confondre avec les chicaneries par armes courtoises, souvent très-perfides), remarqueront que, pour réparer le tort et la faiblesse d'avoir fait un anonyme, j'ai signé ladite lettre de mon nom et de ma devise, ce qui fait deux fois *Astier*. Dans le présent écrit, pour éviter toute équivoque, je me signe trois fois; d'abord de mon nom, puis de ma devise, et enfin du plus drôle sobriquet qu'on ait jamais pu tirer d'un nom de famille! Allez vite, malin lecteur, allez vite à la dernière page pour lire ce nom étrange; il vous donnera la clef de ce que peut-être vous nommez mes divagations : riez-en tant que vous voudrez; mais riez pour la dernière fois, car je vais écrire sérieusement.

Mon essai théorique sur la nutrition des végétaux n'en resta pas au déchirement de mon voile d'anonyme : il eut une suite en deux parties, dont l'une page 97 , et l'autre page 129 dudit tome XXIII du journal cité. Cet opuscule eût été mieux placé aux Annales de chimie et de physique ; mais Parmentier n'était plus à Paris pour le faire admettre dans cet important Recueil. Il obtint à la vérité l'honneur de la réimpression dans plusieurs autres journaux d'Agriculture; mais il ne fut considéré partout que comme un traité sur les engrais. Si le bonheur fait qu'il tombe entre les mains de quelques physiologistes, je les engage fort à le lire avec attention ; ils y verront peut-être avec quelque intérêt, l'extension que j'ai donnée à la doctrine de Buffon sur les molécules organiques, et le rôle qu'elles jouent dans la nature vivante sous le rapport de la génération et de la nutrition, non-seulement des plantes, mais encore des animaux. Quoi qu'il en soit du mérite de ce petit ouvrage, sur lequel je dois me taire, il n'en est pas moins vrai qu'il me valut mon élévation en grade dans la Société royale d'Agriculture, par ma promotion au titre *d'associé résidant.* Il me valut de plus le diplome de correspondant de la Société Linnéenne de Paris, d'autant plus honorable pour moi, qu'il m'arriva inopinément *franc de port*, avec autorisation de la savante Société de correspondre avec elle, sans avoir besoin d'affranchir mes lettres : délicatesse de son très-honorable Secrétaire perpétuel, que j'ai placée dans ma bosse de reconnaissance et des agréables souvenirs. Ce diplome de la Société Linnéenne, je veux aussi le faire encadrer sous verre, moins parce que je m'en fais gloire, que parce qu'il est un véritable panthéon portatif des immortels dont la France s'honore le plus, tels que Buffon, Jussieu, Tournefort, Olivier-de-Serres, Lavoisier, Fourcroy, Parmentier et autres, qui font la gloire de l'humanité. Guerriers terribles, dont le grand mérite a été d'épouvanter et de ravager le monde, faites-vous élever, *par souscription*, de somptueux monumens de marbre et de bronze ! vous resterez tant que cela durera à la place marquée par l'architecte ; mais la mémoire des hommes *de bon génie* sera toujours, et en tout lieu. Quelle comparaison !

N.º XIII.

Le dernier écrit coulé de ma plume patriotico-royaliste, est *une notice sur l'impôt du sel marin, considéré sous le rapport de son influence physiologique sur la vie humaine et sur le recrutement de l'armée ,* lue à la Société royale d'Agriculture de la Haute-Garonne, dans sa séance du 2 avril 1833. Cette notice n'a pu trouver place dans le Journal des Propriétaires ruraux, entachée qu'elle était de politique et de physiologie humaine, dont les agriculteurs ne s'occupent pas ; mais elle a été déposée aux archives, et datée audit Journal, tome XXIX, page 214, dans le compte rendu des travaux de la Société pendant la dernière année académique. Ce petit travail ma déjà valu l'honneur d'entendre proclamer mon nom au Capitole, en même temps que celui du très-honorable Député M. Bastide-d'Izar , qui, comme moi , désire ardamment, *dans l'intérêt de la monarchie et de l'agriculture ,* l'abolition de l'ignoble et inhumaine gabelle , non dans le but coupable de contrarier le gouvernement dans ses moyens financiers , mais seulement pour faire disparaître de la France libérale un impôt honteux par l'iniquité de la répartition , lequel rappelle non-seulement son ancien état de servage du temps de la féodalité, mais encore la cruauté et l'ignorance des anciens exploitateurs de la sueur et de la vie des peuples, car c'est un véritable attentat contre l'existence des hommes et même des animaux domestiques, que de les priver de sel marin , substance qui fait partie essentielle de leur organisation ; ou, ce qui est plus cruel encore , de les forcer, par l'impérieux besoin , à vendre une partie notable de leurs faibles ressources alimentaires, pour acheter à chers deniers,

un don gratuit de Dieu, que la nature répand à profu-
sion, comme pour inviter toutes les créatures à en user
librement.

Ma notice est retenue aux archives; mais M. Bastide-
d'Izar saura bien la faire sortir de l'étouffoir, en usant,
comme membre de la Société d'Agriculture, du droit
qu'il a d'en prendre copie, pour la faire valoir en
temps utile. L'honorable Député dira à la tribune nationale, combien l'insuffisance d'alimentation, causée en
grande partie par l'impôt du sel, est funeste à l'accroisse-
ment des jeunes garçons des campagnes, prédestinés à
la conscription, et par conséquent au développement de
leur tempérament et de leurs forces physiques ; il dira
qu'un jeune soldat faible et maladif coûte autant et
même plus à l'Etat par les journées d'hôpitaux , qu'un
fort troupier; il dira enfin tout ce qu'il jugera à propos
d'extraire de ma notice, dans l'intérêt de la santé et de
la force de l'armée. Mais ce qu'il ne dira pas, parce qu'il
n'y a que moi qui le sache , c'est l'espoir que j'ai d'entendre bientôt sur toute la surface de la France agricole,
le cri joyeux de VIVE LE ROI ! et la poule au pot de
Henri IV, dans chaque ménage de paysans, pour célé-
brer dignement le jour de la justice, par l'abolition de
l'indigne gabelle. Sait-on au ministère des finances combien vaut le cri spontané et général de VIVE LE ROI ! J'ai
supputé ça, moi, quoique je ne sois pas *un groupeur de
chiffres*, et j'ai trouvé que ce cri valait tout un royaume,
et à plus forte raison les soixante millions que l'impôt
du sel rapporte au trésor. Ce n'est pas qu'il faille renoncer à cette somme, si elle est nécessaire aux besoins de
l'Etat. Il suffit de faire un de ces reviremens auxquels
les financiers s'entendent si bien, et qu'au lieu de la sou-

tirer de la misère, on la fasse payer à l'opulence, non par un impôt sur le luxe, puisqu'on dit qu'il est nécessaire, mais sur la gastronomie, ainsi que je l'ai exposé dans ma notice : il n'y aurait dans ce nouvel arrangement que les Médecins, les Pharmaciens et les marchands de sangsues qui y perdraient par le moins grand nombre d'indigestions, de pléthores, d'apoplexies, de gastro-entérites, etc., et je ne pense pas que ceux qui regorgent de victuaille et qui en abusent au péril de leur vie, se refusent, en considération de leur santé, à céder un peu de leur superflu aux malheureux qui manquent du nécessaire. Ainsi soit-il.

N.º XIV.

Cette date est encore au laboratoire, et ne passera à l'imprimerie qu'avec la seconde partie du présent galimatias ; je pourrais bien donner dès à présent, à ma drogue, le nom très-significatif *de bitume artificiel*. Mais pour suivre l'ordre du jour des chimistes, je la désignerai peut-être par celui de *Toulousine*, ainsi qu'on vient de nommer *Nancéïne* une autre drogue nouvellement découverte à Nancy ; j'imiterai en cela nos intrépides nomenclateurs, qui à force de charger et de surcharger le Dictionnaire de noms nouveaux, vont bientôt faire de la chimie une Babel où personne ne s'entendra. Moi qui veux être clair, j'avertis les chimistes opérateurs, que j'ai tiré mon bitume artificiel du goudron pyro-acétique, qui s'obtient de la distillation sèche du bois dans les fabriques d'acide pyroligneux, et que de cette drogue coulante, dégoûtante, et pour ainsi dire immaniable, je suis parvenu à en faire une substance solide, friable, pulvérisable, *très-commerçable*, très-éminemment anti-putrescible, et par conséquent anti-contagieuse. Il ne fallait pas grand effort de génie pour trouver cela, puisqu'on sait depuis mille ans et plus, que toutes les substances bitumineuses sont les plus puissans moyens de préserver les matières animales de la putréfaction ; mais il fallait avoir la singulière idée d'appliquer cette connaissance au mutage de l'urine humaine, et à la conservation du sang des bêtes de boucherie, dans le but de les employer, sans danger d'infection, au profit de l'agriculture. Il fallait encore quelque chose de plus que d'y penser, mais ce quelque chose de plus, je ne le dirai pas ici, pour laisser aux chimistes le plaisir de le deviner, ou s'ils aiment mieux, de le chercher dans leurs livres. J'ai encore deux autres motifs de suspendre la publication du procédé ; le premier est de donner à M. *Cayre,* directeur actuel de la fabrique d'acide pyroligneux de Toulouse, le temps de faire lithographier un certain intrument que j'y fis établir il y a trois ans, pour obtenir à part un goudron infiniment plus riche en principes anti-septiques, que le goudron des récipiens, lequel, j'espère, mettra un frein à la cupidité des accapareurs de camphre, en cas d'une nouvelle invasion du choléra-morbus. Mon second motif de silence consiste en ce que, si je dis tout ici, il ne me restera plus rien à dire pour remplir la seconde partie du présent écrit, et qu'en auteur prudent, je dois tenir des matériaux en réserve, semblablement à nos grands écrivains, qui conservent toujours quelque chose en portefeuille pour une nouvelle édition. Mon troisième motif enfin, est qu'il me faut aller étudier le grec, pour bien comprendre ce que nos chimistes nomenclateurs entendent par les noms ronflans de *Pyrélaïne,* de *Paraffine,* d'*Eupion,* de *Pyrétéine,* de *Créosote,* de *Picamer* et autres, qui nous arrivent tous frais émoulus de Sparte, d'Athènes et de Suède, sans nous dire le moins du monde à quoi tout ces noms peuvent être utiles à l'humanité, si ce n'est que toutes les substances qu'ils désignent, sont anti-putrescibles comme la fumée de bois dans l'opération du boucanage. Il n'était pas besoin d'aller si loin pour cela, car sans bouger de place, et sans savoir le grec, j'ai trouvé que la suie de cheminée était un tout aussi puissant anti-putrescible que le sublimé corrosif, que l'oxide rouge de mercure et toutes les autres matières mutantes dont j'ai parlé; cela est sûr, car mes urinoirs me l'ont dit. J'en parlerai plus au long dans ma seconde partie. En attendant, je vais profiter de ma découverte pour me faire aimer des ramoneurs mes compatriotes du département des Hautes-Alpes, en donnant, par le présent avis, un certain prix au *caput mortuum* de leur *innocente* et utile industrie; et comme je voudrais bien aussi être aimé de tout le monde, j'engage tous ceux qui font du feu de bois, grands et petits, riches et pauvres, hommes de loisir et travailleurs, seigneurs et paysans, électeurs et prolétaires, de conserver soigneusement la suie de leurs cheminées, comme substance anti-contagieuse, car le choléra-morbus approche; et la suie de cheminée est une arme bien plus puissante que le chlorure de chaux, et même que le camphre, pour combattre cet épouvantable égaliste. J'invite sur-tout les fabricans d'acide pyroligneux, à ne plus brûler leurs goudrons pyroacétiques comme matière sans emploi, et encore moins de les vendre à vil prix pour salir, *de par la gabelle,* le sel marin destiné à la fabrication de la soude artificielle : MM. de la douane s'opposeront sans doute à cela, vu que la propriété anti-contagieuse du goudron pyro-

acétique étant connue, un tel emploi serait un acte d'i-
gnorance et de barbarie. Si j'osais m'adresser au Ministre
des arts utiles et des manufactures, j'engagerais S. E. à
provoquer par tous les moyens possibles, l'adoption du
procédé de M. Thilorier, dont il est fait mention dans
l'art du briquetier et du charbonnier de M. Pelouze,
page 313, afin de recueillir les produits volatils dans
l'opération de la carbonisation du bois dans les forêts, lesquels s'en vont en pure perte dans l'atmosphère par le
procédé ordinaire, et qui seraient employés très-utile-
ment dans les villes frappées d'épidémies ou de contagion.
Si j'étais à Paris, j'engagerais quelques-uns des membres
de l'Académie royale de Médecine, d'ouvrir mes méditations sur la fièvre jaune, aux pages 56 et 57, où l'on
verrait que j'ai dit, il y a douze ans, en d'autres termes,
ce que l'on vient de lire, et que je confirme aujourd'hui,
avec toute la force de ma conviction, cela dût-il déplaire
à toutes les Académies du monde. Oui, les anciens dont
on a l'air de ne faire aucun cas aujourd'hui, étaient, par
les seules lumières du bon sens et par l'expérience, beaucoup plus habiles en fait de contagion, que tous nos Médecins systématiques ; l'expansion des produits pyro-
génés qu'ils pratiquaient dans tous les cas de maladies
pestilentielles, sans être raisonnée, était fort utile. Tous
ceux qui lisent les vieux auteurs, savent bien que le bois
vert et les plantes aromatiques brûlées dans les rues infectées, étaient un de leurs grands moyens de sanification, au risque d'incommoder un peu les passans. Mais
les Docteurs modernes sont trop polis pour cela; ils ne
voudraient pas, pour tout au monde, ternir par la fumée
les brillantes dorures ambulantes, ni salir les belles pa-
rures des dames; et puis, à quoi leur servirait d'empê-

cher les gens d'être malades? Le chapitre XXI de Montaigne répond à cela. Les Officiers de santé militaires, qui ne sont pas civils, et qui vont tambour battant, pour leurs seuls appointemens, n'y regardent pas de si près, et ils mettraient plutôt le feu à une maison pestiférée, que de laisser empester toute une ville.

La propriété anti-putrescible des substances pyrogénées, est aujourd'hui plus que prouvée, puisque la suie même a le pouvoir d'empêcher la putréfaction de l'urine humaine, qui est le liquide le plus putrescible ; donc les Médecins anciens avaient raison d'employer la fumée pour détruire ce qu'on nomme miasmes, qui ne sont, même d'après l'Académie, que des émanations de matières putrescentes : le seul bon sens leur avait dit cela, car avant la découverte du microscope, il n'était question, ni d'animalcules morbifiques, ni de molécules organiques vivantes, dont on détruit la malfaisance ou soit le virus par les insectitudes. Ainsi nous sommes bien plus avancés qu'eux, puisque nous avons leur expérience et la nôtre, et de plus, une théorie démonstrative que nul ne peut contester sans mentir à sa conscience.

A propos de molécules organiques, vous croyez tous, bonnes gens que vous êtes, que c'est Buffon qui a trouvé cela à Paris, au jardin du Roi, en mil sept cent cinquante ! Détrompez-vous, cette merveille microscopique nous arrive tout frais émoulue de Stockholm, et remoulue dans la librairie de Firmin Didot, rue Jacob, de la capitale de l'honnête commerce scientifique et des éditeurs scrupuleux. On ne peut croire cela sans le voir : voyez donc la page 3, tome VII, du Traité de chimie de *J. J. Berzelius*, traduit par M. *Esslinger* (ce nom-là n'est pas français), où vous lirez ces deux lignes curieuses : *Il a*

été souvent *question*, *dans les temps modernes*, *de* MO-
LÉCULES *appelées* ORGANIQUES : en observant plus bas que
les molécules inorganiques affectent des formes géométri-
ques ; mais qu'il en est tout autrement des élémens pri-
mordiaux, des corps organisés, qui affectent toujours des
formes globuleuses. Dans un autre tome que je ne puis
citer, parce que je l'ai rendu au confrère qui me l'avait
prêté (car en fait de livres, je ne vis que d'emprunt); il
parle encore des molécules organiques, en y ajoutant
l'épithète de VIVANTES ; mais sans citer Buffon le moins
du monde : cela m'a mis dans une patriotique colère, qui
a fait rougir mon sang noir depuis les petits orteils jusqu'à la veine porte, d'autant plus que nul en France n'a
songé à maintenir l'immense gloire nationale de la plus
importante découverte et du plus mystérieux secret de
la nature qu'il soit donné à l'homme de dévoiler ; grâce
que Dieu n'accorde qu'à ses favoris, *ce qui est tout autre chose que les favoris des Rois*. Mais il n'en sera pas
de l'usurpation tacite que la Suède fait à la France, sans
qu'il y paraisse, comme de l'escamotage anglican de la
vaccine, fait à Rabaut-Pommier, ministre de l'Evangile
à Montpellier, par le Docteur Pew, qui en trafiqua ensuite
avec son confrère Genner. Je me souviens d'un certain
serment que j'ai prêté en recevant le petit bout de ruban
rouge, par lequel je me suis engagé à dénoncer tout ce
qui viendrait à ma connaissance de contraire à la gloire
de mon pays! Tout homme d'honneur doit tenir ses ser-
mens ; ainsi je dénonce formellement le silence peut-être
mal-intentionné de M. J. J. Berzelius, et de tous les chimistes taciturnes, tendant à laisser tomber dans l'oubli la
gloire de Buffon, et par conséquent un des plus beaux
fleurons de la couronne de France. Je ne porterai pas

ma dénonciation au procureur du Roi, parce que cette affaire n'est pas de sa compétence ; mais je l'adresserai respectueusement à l'Académie des Sciences de l'Institut national, qui, j'espère, y fera droit ; dans le cas contraire, je suis bien résolu à faire une émeute, à moi tout seul, et de crier à tue-tête dans les rues et sur les toits : Vive Buffon pour la légitimité de sa découverte, et à bas l'usurpateur Berzélius ! Mon à bas ne fera pas descendre d'un cran l'illustre chimiste suédois dans l'estime du monde savant, ni dans l'admiration que j'ai pour son génie ; mais les dates seront rétablies, et c'est tout ce que je demande.

Quant à l'usurpation de la vaccine, dont les Anglais sont presque aussi fiers que de l'escamotage de Gibraltar, j'espère leur prouver un jour, qu'ils n'ont pris au pasteur *Rabaut-Pommier* qu'un secret de commère ; et en effet, qu'est-ce que de dire *le virus vaccin modifie et mitige bénignement le virus variolique,* sans dire comment ? Cela rappelle tout naturellement à la pensée le bon mot de Molière, *l'opium fait dormir, parce qu'il possède une vertu dormitive.* Genner aurait pu faire beaucoup mieux que cela, et agir en vrai Médecin, car la découverte des molécules organiques vivantes était faite depuis long-temps, en 1789 ; mais il n'a pas voulu partager avec Buffon la gloire du plus grand bienfait que Dieu ait permis à la médecine de faire à l'humanité, aussi il sera puni de son égoïsme, et bientôt il ne lui en restera rien. Je me suis déjà expliqué à cet égard, page 9 de ma réponse à Valli.

FIN DES NUMÉROS.

Voilà, messieurs et dames , quatorze articles bien
comptés de vanterie, de science et de malice : en voulez-
vous davantage? parlez, demandez, faites-vous servir,
comme disent les empiriques... de carrefour ; j'ai encore
dans mon sac de quoi vous étourdir tout un jour du tintin
de ma sonnette. Nous n'en voulons plus, direz-vous? Tant
mieux ; je garderai pour une autre occasion les dates qui
me restent, je ne suis pas pressé de les faire valoir, d'autant
plus qu'elles sont placées en lieux où je ne crains pas que
les rats les mangent ; d'ailleurs, il n'y est question ni de
fermens, ni de virus, ni de choléra-morbus, par conséquent
vous y prendriez peu d'intérêt. Vous allez caqueter, chacun
à votre manière , sur ma philosophie tirée de la corruption et des urinoirs ; mais qu'importe, j'ai lu cent fois la
leçon du grand professeur de sagesse LAFONTAINE, liv. III,
fable 1.re, et je sais très-bien qu'on ne peut plaire à tout
le monde. Vous vous accorderez tous à dire que je suis
un peu timbré, et que j'ai fait une folie d'amalgamer de
la politique dans ma présente composition pharmaceutico-
sanitaire; mais que faire à cela? *La politiquerie* est aujourd'hui en France, comme la muscade au repas de
Boileau; on en met partout, et il m'a bien fallu en mettre
un peu dans mes urines mutées , car sans cet assaisonne-
ment, qui aurait voulu en tâter? Je connais des gens à
qui le mot seul fait faire une grimace horrible. J'ai d'ailleurs voulu prendre le prétexte de la politique pour
faire un petit sermon, non à la manière de Massillon, mais
à la mienne, pour fronder le funeste esprit de domination et d'avarice, vrai choléra-morbus moral, dont toute
l'Europe est encore plus infectée que de la peste asiatique,
et qui, sur-tout en France, a fait et fera encore des ravages
déplorables, tels que ceux des trois jours de Paris, des

massacres de la Vendée , des extravagances marseillai-
ses, etc., etc. Vous croyez que je me suis écarté de mon
sujet en parlant politique à propos des maladies contagieuses? Pas du tout; mon but, comme vous le savez, est
de faire connaître les causes du choléra-morbus. J'ai
prouvé que son virus est animé; mais ce n'est pas assez
dire, il faut encore que je fasse remarquer que c'est le
méchant esprit de domination et d'avarice qui l'a intro-
duit en Europe, et qui l'y maintient. Je n'ai pas besoin
de faire des expériences de chimie pour prouver cela ;
tout le monde sait que c'est l'ambition du sublime Empereur Nicolas, qui, pour maîtriser la Pologne, le fit
transporter par son armée à Varsovie, d'où il a passé ,
sans difficulté, chez ses royaux alliés, et ainsi de proche
en proche jusqu'à Paris , en faisant disparaître du meilleur des mondes possible, *gouverné par les meilleurs
des Rois,* quelques millions d'hommes, sans que LL.
MM. en aient eu grand chagrin , et moins encore l'orthodoxe chrétien Czar, qui dans ses ukases fait sonner si
haut le nom de la sainte Trinité, lequel serait très-certainement tout prêt à recommencer, au même prix, s'il y
avait dans son voisinage un autre royaume à sa conve-
nance, sans pour cela éprouver le moindre scrupule de
conscience : de la conscience! à quoi cela peut-il servir
aux Monarques absolus? Ne sont-ils pas impeccables? et
Belzébut ni les remords ont-ils prise sur eux ?

Cet exemple de la volonté d'un seul homme qui en
fait périr des millions dans les tortures atroces du choléra-morbus , pour satisfaire son ambition , est horrible,
épouvantable; donc, mes très-chers frères en J. C., prenons garde à nous, pauvres pécheurs , car nous ne sommes pas inviolables, ni exempts des griffes du diable, ni

peut-être de remords. Ainsi gardons-nous bien de favo-
riser par complaisance ou par faiblesse la propagation de
la peste indienne; et vous sur-tout, mes très-chers frères
du haut négoce et du bas commerce dit contrebande,
pénétrez-vous bien de cette vérité, que le virus, les ger-
mes ou les animalcules (comme on voudra) du choléra-
morbus peuvent être transportés *vivans* d'un pays à
l'autre, dans un ballot de marchandise, ou sur des personnes qui peuvent ne s'en pas douter, lesquels animalcules se multipliant à l'infini, infecteront bientôt
vos maisons, puis vos villes, et même vos provinces!
Croyez-moi, respectez religieusement les lois sanitaires
des lazarets, en faisant soigneusement sanifier toutes
les marchandises suspectes avant de les mettre en débit,
car il y va peut-être de vos vies et de celles de vos familles. Si vos docteurs non contagionistes vous disent
que ce sont des soins inutiles, donnez-leur à lire la fable
du loup, de la chèvre et du chevreau, et dites-leur, de
ma part, qu'en fait de contagions et même d'épidémies
dont les causes ne sont pas connues (car dans les deux
cas, c'est toujours des animalcules dont il faut se dé-
fendre par les insecticides), deux précautions valent
mieux qu'une, pour n'avoir rien à se reprocher.

Y a-t-il de la folie dans la page de politique que je
viens d'écrire? C'est possible; mais à coup sûr, ils sont
bien plus fous que moi, les politiqueurs de café, de sa-
lons dorés, et même de plus hauts lieux, qui, sans s'en
douter, appellent le choléra-morbus en France en fo-
mentant la guerre civile par leurs funestes disputes sur
les sottes et fanatiques questions de savoir si la France
sera reblanchie à neuf, ou si elle restera tricolore; si la
monarchie espagnole continuera à être régie par la Loi

salique, ou si elle tombera en quenouille ; comment finira le joli petit jeu royal et fraternel de PEUPLICIDE auquel s'amusent actuellement à Lisbonne leurs très-humaines et très-fidèles majestés don Pédro et don Miguel, pour savoir lequel des deux régnera sur les survivans, et constitutionnalisera à sa guise le Portugal ensanglanté et ruiné. Ces questions souveraines sont, sans doute, fort importantes pour les familles dynastiques ; mais moi, qui ne suis qu'un pauvre Apothicaire, et ne prétendant régner que par mes fioles à médecines sur les urinoirs, je me soucie de tout cela comme d'un zeste de citron, et je crois fermement que beaucoup de bonnes gens qui se disputent jusqu'à tire-couteau, qui s'échauffent le sang dans ces royales affaires pour soutenir le parti du frère aîné ou du frère cadet, et qui sont toujours prêts à s'entr'égorger en faveur de la légitimité ou de la souveraineté de fait, feraient très-bien de m'imiter, en faisant chacun son métier, et en régnant sur ses propres affaires. Ils peuvent bien, comme moi, gémir sur la déplorable démence des Portugais, qui les porte à la guerre civile *pour le choix d'un maître* (1). Mais que faire à cela ? On pourrait tout au plus, pour les rendre à la raison, leur envoyer le *discours d'Estienne de la Boëtie sur la servitude volontaire* (2) ; mais le comprendraient-ils ? C'est du gaulois ça, et presque personne ne le comprend plus en France, même nos beaux parleurs républicains, tant

____

(1) Cette pensée n'est pas de moi ; je l'ai prise je ne sais où ; mais comme elle est bonne, je la transporte ici.

(2) Cette pièce de l'antique éloquence se trouve à la fin de presque toutes les éditions des *Essais de Montaigne*. On n'écrit plus comme cela aujourd'hui.

le courtisanesque langage s'y est de plus en plus dépuré
par les discours académiques et des tribunes libérales; et
quand même les Portugais reconnaîtraient leur folie,
forceraient-ils les hautes puissances chrétienne, orthodoxe,
catholique, schismatique, anglicane, gallicane , etc. à
intervenir pour calmer par charité les fureurs belliqueu-
ses des deux frères ennemis? Non certes ! un peuple
qu'on décime et qu'on ruine vaut-il un protocole? A dé-
faut d'intervention diplomatique, c'est le choléra-morbus
qui est intervenu; cela devait être, et on pouvait s'y attendre; car, ainsi que je l'ai dit d'après le Docteur Bressi ,
page 80 de mes Méditations sur la fièvre jaune, la guerre,
et sur-tout la guerre civile, engendre contagion : je répète
cela ici, non pour le Portugal, car le mal y est fait, mais
pour la France, qui en est grandement menacée, sans
que personne, et encore moins les Docteurs non contagionistes, s'en aperçoivent, et donnent le moindre avis
aux grandes autorités, dont le premier devoir est de
veiller sur la santé publique. Moi, qui n'ai d'autre mission que celle qui me vient de ma conscience, je ne laisse
pas d'avertir tous ceux qui voudront m'entendre, que le
choléra-morbus de Lisbonne ayant déjà envoyé à Séville
un détachement de sa grande armée d'animalcules mor-
tifères, pour intervenir et rétablir la paix entre les car-
listes et les libéraux d'Espagne, il pourrait bien lui prendre la fantaisie de commander une pareille expédition ,
de Séville sur le midi de la France (il n'a pas besoin pour
cela de recrutement ni de conscription), pour calmer
l'irritation des esprits et des cœurs, qui existent entre les
bleus et les blancs, comme on le dit dans le patois de la
Vendée. C'est un excellent pacificateur que maître cho-
léra, on pourrait dire de lui qu'il s'est réservé toute la

colère, comme on dit de Dieu qu'il s'est réservé toute la
vengeance! qui sait même si l'une ne dérive pas de l'autre?
Aussi voit-on qu'il sévit avec fureur sur ceux qui empiè-
tent sur ses droits. Je ne serais pas en peine, s'il était
permis de remuer les cendres des morts illustres, de citer
de mémorables exemples de grands personnages, pris
parmi les bleus, les blancs et même au sommet du juste-
milieu, qui, pour s'être habituellement livrés à la colère,
ont été *cholérisés*. J'en ai connu plusieurs qui étaient
tout blancs de légitimité et de linge fin, lesquels ne pouvant supporter l'idée que les bleus se crussent des hommes de la même nature qu'eux, en sont morts de
colère dans les horribles convulsions du choléra-morbus.
Voulez-vous, chers lecteurs de toutes les couleurs (car
vous m'êtes tous aussi chers les uns que les autres, en
vertu de mon baptême et de ma neutralité d'Officier de
santé militaire), que je vous dise tout ce que dessus en
terme de médecine, et que les Docteurs de toutes les
Ecoles approuveront très-certainement, c'est que rien ne
dispose plus au choléra-morbus et autres maladies bilieu-
ses, que les passions violentes, et sur-tout celles qui
dérivent du fanatisme politique. Ainsi croyez-moi, laissez
aux diplomates et aux protocolistes le soin d'arranger les
affaires des Rois, et ne vous en mêlez pas. Si toutefois
cela allait trop mal pour vous, lisez Estienne de la Boëtie,
et suivez son conseil; cela suffira pour calmer leur ambition et leur esprit de domination, sans que vous ayez
besoin de vous mettre en colère ni de vous échauffer le
sang, et encore moins de répandre celui de vos compatriotes et de vos frères, puisque tout le secret consiste à
croiser les bras et à les regarder s'amuser *tant qu'ils
pourront* avec leurs *très-chers* courtisans; non toutefois

au jeu de peuplicide, dont laBoëtie n'entend pas que vous fournissiez les enjeux.

Voilà tout ce que j'avais à dire en fait de politique à propos du choléra-morbus; j'aurais bien voulu m'épargner ce souci ; mais je n'ai pu m'en dispenser, parce que mon devoir de conscience m'obligeant de remonter à toutes les causes de l'invasion en Europe de la peste asiatique, *où elle se naturalisera comme la siphilis et la variole, si on n'y prend garde,* il a bien fallu m'expliquer; et comme je suis très-persuadé que ce fléau de Dieu ne nous a été apporté que par les démons de la domination et de l'avarice, à califourchon sur les caissons d'artillerie du Czar, et qu'au lieu du noble bâton de maréchal, tel que ceux de Turenne et de Catinat, le héros des balcans, lors de son entrée triomphante à Varsovie, ne portait en main que le caducée du triple dieu Mercure (1), il m'a bien fallu fronder un peu la guerre et le commerce, et dire avec mon maître Lafontaine :

> Hélas! on voit que de tout temps
> Les petits ont pâti des sottises des grands.

Toute ma politique est finie, dis-je; en conséquence je ne politiquerai plus, et je vais revenir à mes fermens et à mes virus, comme Agnelet à ses moutons, et Robin à ses flûtes.

Tout ce que j'ai dit dans mes quatorze numéros au sujet des fermens et des anti-fermentescibles, n'étant encore goûté que par quelques amateurs de choses curieuses, et la théorie que j'ai exposée, d'après les faits, aux

------

(1) Voyez au Dictionnaire de la Fable les attributions de ce messager des dieux.

Annales de chimie du tome cité, n.º IV, ayant besoin ,
pour devenir persuasive , de la sanction des savans , je
vais reproduire le double appel qui leur fut fait en 1824
et 1827, par l'Académie des Sciences de Toulouse, pour
les engager à s'occuper de la question , après avoir préalablement exposé ses motifs ; depuis lors, il y a quelque
chose de gagné sur la question proposée , mais sa fortune
n'est pas complètement faite, et il faut y travailler. Les
conquêtes des sciences ne se font pas si vite que celles
des royaumes et des citadelles ; mais aussi on ne les rend
pas, elles restent là toujours à la gloire de la nation que
Dieu a favorisée par la priorité, telle que sera celle pro-
voquée par l'Académie de Toulouse, lorsque le problème
sera complètement résolu, d'après les vues, que je vais
exposer , de la savante Compagnie.

La chimie , qu'on pourrait à bon droit nommer la
science lumineuse, a pourtant comme le soleil ses taches
d'obscurité, et de même que la médecine, elle est, à certains égards, réduite à l'empirisme. Ces deux nobles
sœurs ont, par exemple, mille moyens divers, plus ou
moins efficaces, d'empêcher la décomposition, dite spontanée, des corps organisés, et de combattre les maladies
communicables et propagables ; mais elles ne savent pas
comment agissent les réactifs ni les remèdes anti-fermentescibles et anti-contagieux. Cette grave question était
depuis long-temps à l'ordre du jour dans le monde savant; mais personne ne songeait à la résoudre, et encore
moins de reconnaître la nature jusqu'alors inconnue des
fermens et des virus. L'Académie des Sciences de Toulouse, persuadée que la solution de la question chimique
jetterait un très-grand jour sur la question médicale ,
l'avait donnée deux fois pour sujet de prix à décerner ,

d'abord en 1827, puis en 1830. Mais, soit que le poids de l'or promis ne fût point assez engageant, ou que le programme ne soit pas parvenu à la connaissance des hommes capables de traiter la question, il n'est arrivé au premier concours que deux mémoires insignifians, et aucun dans le second : cependant plusieurs savans qui, très-certainement ne songeaient guère à gagner la médaille, ont fait des découvertes qui déchirent presque le double voile qui couvrait les deux mystères, et l'Académie ne se doute pas que son affaire est *quasi faite*, et qu'il ne lui en coûtera rien pour savoir ce qu'elle demandait. J'ai trouvé cela, moi, en feuilletant les feuilletons du journal LE TEMPS, qui est ma feuille favorite, par les rapports qu'elle fait des séances de l'Académie des Sciences de l'Institut et de celle de Médecine de Paris; je brûle du désir de nommer les habiles et savans expérimentateurs qui, avec leurs microscopes, leurs bons yeux, et sur-tout leur bon jugement, ont vu très-clairement ce que je n'avais qu'aperçu de l'action vitale des fermens et des molécules organiques; je voudrais, dis-je, pouvoir les nommer tout à présent, et entrer dans les détails de leurs belles découvertes; mais comme tout n'est pas encore bien fini, et qu'il n'est pas juste qu'ils aient toute la gloire d'une nouvelle branche de l'arbre de science, qui doit être une propriété nationale, je vais reproduire le programme de l'Académie des Sciences de Toulouse, afin que tous les Français capables de prendre part à la question, puissent s'en occuper; cela presse, car je le dis encore une fois, LE CHOLÉRA-MORBUS APPROCHE.

« *Sujet du Prix proposé par l'Académie royale des*
» *Sciences, Inscriptions et Belles-Lettres de Tou-*
» *louse, pour l'année* 1830.

» L'Académie avait proposé pour sujet du Prix à ad-
» juger en 1827, la question suivante : *Déterminer la*
» *manière dont les réactifs anti-fermentescibles et anti-*
» *putrescibles connus, tels que le gaz acide sulfureux,*
» *le peroxide et le perchlorure de mercure, le camphre,*
» *l'ail, etc., mettent obstacle à la décomposition spon-*
» *tanée des substances végétales ou animales, et pré-*
» *viennent ainsi la formation de l'alcohol dans les*
» *premières et de l'ammoniaque dans les secondes, en*
» *même temps qu'ils empêchent tout développement de*
» *moisissure et d'insectes, même microscopiques.*

» Les concurrens devront porter sur-tout leur atten-
» tion sur les substances qui agissent à de très-petites
» doses, et ne pas s'attacher au cas particulier où les
» réactifs anti-fermentescibles et anti-putrescibles étant
» employés en forte proportion, il s'établit des combi-
» naisons insolubles dont la stabilité suffit pour rendre
» raison du phénomène; car il est sensible que ce der-
» nier ordre de faits est absolument indépendant du
» premier, et c'est celui-ci qui fait le véritable sujet de
» la question.

» Les mémoires que l'Académie a reçus sur cet objet
» n'ayant pas entièrement rempli les conditions du pro-
» gramme, elle donne encore cette même question pour
» le sujet du Prix à distribuer en 1830. Ce Prix sera une
» Médaille d'or de la valeur de 500 francs. »

Les concurrens, dans le nouveau concours que je sol-
licite de leur patriotisme, n'ont point de médailles à

attendre, puisque l'Académie a retiré son prix ; mais ils n'ont pas non plus à craindre l'espèce d'humiliation qu'on éprouve toujours lorsque l'on sort les mains vides de l'arène savante, pour n'être, le plus souvent, que de très-peu inférieur en mérite au triomphateur ; les couronnes académiques sont indivisibles ; on ne peut morceler une médaille pour récompenser tout ce que les champions ont fait de bon et de beau. Dans le combat d'urgence que je propose, le moindre fait d'observation, tous les résultats d'expériences et de raisonnemens tendant à jeter du jour sur la question proposée , sera précieusement recueilli, et tout ce qui me parviendra de relatif aux fermens et aux anti-fermentescibles , soit dans les colonnes ou le feuilleton du TEMPS, ou par tout autre moyen (franc de port), sera fidèlement enregistré dans la seconde partie du présent mémoire, mis en concordance avec les faits que j'annonce, et le monde savant jugera. En attendant, je prie M. *Desmazières*, membre de la Société Linnéenne de Paris, d'agréer mes félicitations sur la belle découverte de l'animation du micoderme vinaire qu'il a prouvé, au microscope, n'être composé que de molécules organiques vivantes. J'en dis autant à M. *Braconnot,* professeur de chimie à Nancy, pour avoir trouvé que ce même micoderme est un aussi bon ferment que la levure de bière ; et enfin à M. *de Mirbel ,* membre de l'Académie des Sciences de l'Institut, pour son importante analyse physiologico-microscopique du marchantia polymorpha, laquelle prouve mieux que tout ce que je pourrais dire, que les utricules des plantules criptogamiques sont véritablement de petits êtres animés , ou soit des molécules organiques vivantes, qui se multiplient à l'infini, sans avoir besoin de l'union bisexuelle. Avec ces trois nouvelles connaissances, j'en aurais suffisamment pour démontrer jusqu'à l'évidence la vitalité des fermens et des virus, comme aussi pour prouver la vérité de la doctrine de la pathologie animée, en fait de maladies contagieuses; ces trois découvertes, dis-je, me suffiraient pour prouver ce que je soutiens, presque sans appui, depuis plus de vingt ans; mais ma tâche serait bien plus facile, si quelques faits nouveaux bien observés pouvaient venir se rattacher à la doctrine des animalculistes. Quoi qu'il en arrive, il est toujours certain que beaucoup d'insecticides sont anti-putrescibles, que ce n'est qu'en partant de ce principe, que j'ai eu l'idée d'entreprendre le mutage de l'urine, et que j'y ai réussi. Je suis donc très-persuadé (jusqu'à preuve contraire, que les chimistes et les Médecins me donneront peut-être), que ce n'est qu'en empoisonnant ou en paralysant les animalcules des virus et des fermens, que l'on guérit les maladies contagieuses, et que l'on mute le moût de raisin et les urines.

Halte-là, me dit le Prote, prenez garde ! vous allez retomber dans vos urinoirs ; ne voyez-vous pas qu'un seul alinéa de plus sur le liquide excrémentitiel, soulèverait tous les cœurs, et donnerait des nausées au public (*voyez la note, page* 3 *de la couverture*). Dailleurs, il faut bien que je vous le dise, le produit de la souscription est épuisé, et il y a même du déficit; ainsi il faut en finir, d'autant plus que les quatre feuilles promises sont complètes, et qu'il n'y a pas moyen d'en commencer une cinquième ! Merci de l'avis, monsieur le Prote, il paraît que vous savez le proverbe, *point d'argent, point de Suisses*, que vous traduisez par cet autre, *caisse enfoncée, presse muette !* Cela arrive souvent aux journaux politiques, quand les abonnés leur manquent, et c'est peut-être aussi pour cela qu'on impose de fortes amendes à ceux qui déplaisent ! Finissons-en donc, puisque vous le voulez; mais de grâce, monsieur le Prote ; avertissez Son Exc. M.gr Public, *grand juge des livres et des écrits de toute sorte*, que s'il est curieux de lire la seconde partie du présent opuscule, il faut indispensablement qu'il fasse un nouveau fonds, d'au moins cent cinquante francs, pour les frais d'impression des quatre autres feuilles, dans lesquelles je me propose de traiter, 1.º de la préparation et des divers emplois du bitume Toulousain ; 2.º du mutage aérien

pour l'extermination des animalcules miasmatiques ; et 3.º de la haute
importance des découvertes de MM. *Desmazières*, *Braconnot* et *de
Mirbel*, le tout entremêlé de quelques mots pour rire, *et pour donner à penser*. Dites aussi à Son Exc. le Public que si, au lieu de
150 francs, il fait un fonds de 350 francs, il aura de plus une 2.ᵐᵉ
édition de mes Méditations sur la fièvre jaune, la première, comme
je l'ai dit n.º XI, page 38, ayant été mise en papillotes. Que s'il
fournit 550 francs, on ajoutera au volume le mémoire dont il est
parlé n.º III, page 21 ; et enfin, que si la souscription s'élève à 800 fr.,
on réimprimera la lettre du Docteur Valli et ma réponse, ainsi
que je l'ai dit n.º VIII, page 32, et même le mémoire inédit n.º II ;
au moyen de quoi et des articles des journaux scientifiques cités, qui
se trouvent partout, les amateurs, collecteurs, compilateurs, éditeurs, etc. des ouvrages éparpillés, pourront suivre à la piste les
progrès de l'art tout nouveau, mais pourtant raisonné, *du mutage*,
et l'enrichir, tant qu'ils voudront, de notes et de commentaires. Avertissez sur-tout Son Exc. le Public, qu'il faut, pour tout cela, qu'il
s'arrange avec M. *Douladoure;* car je ne me mêle pas des affaires
d'argent. Tout ce que je puis faire à cet égard, c'est d'écrire ici que,
d'après mon calcul approximatif, ces différens opuscules réunis pourront être livrés aux souscripteurs et aux acheteurs, à raison de vingt-
cinq centimes par feuille d'impression, avec la seule différence que les
noms et qualités des premiers seront imprimés en tête du volume.

Encore un petit avis à donner, monsieur le Prote ! non plus au
public, mais seulement à M. le Rédacteur de la *France méridionale.*
Priez-le, je vous prie, de ma part, de ne plus me confondre avec
M. Astié, sans ʀ, très-digne Médecin actuel de l'Hôpital militaire de
Toulouse (contagioniste et Chevalier de la Légion d'honneur comme
moi), et sur-tout de ne plus me gratifier du titre de Docteur, auquel
je n'ai ni droit ni prétention (*voyez son n.º du mardi 20 août 1833*);
je me contente parfaitement de celui d'Officier de santé ! moins va-
niteux en cela que certains barbiers de village et autres, à qui la
loi donne cette qualification, mais qui ne laissent pas de faire jabot,
lorsque le bon peuple, qui confond tout, leur donne le titre de Docteur, tout aussi sérieusement que moi, quand j'écris ou que je parle
des hommes doctes, dont les sciences médicales et l'art de guérir
s'honorent le plus. Pour éviter dorénavant le quiproquo entre *le
vrai Docteur Astié* et moi, je me signe, ici, de l'anagramme de
mon nom, où il y a une R de plus que dans le sien.

Le Chevalier SATIRE.

<hr>

TOULOUSE, IMPRIMERIE DE J. M. DOULADOURE, RUE SAINT-ROME, N.º 41.

NOTE DU RENVOI, PAGE 63.

Cela est tellement vrai, qu'une Commission nommée depuis près
de deux mois par la Société d'Agriculture, *d'après l'invitation de
M. le Maire*, pour aviser aux moyens d'utiliser les urines mutées
comme engrais, ne s'en est pas encore occupée, et ne s'en occu-
pera probablement pas, tant est grande la répugnance que le nom
seul d'un excrément produit sur les narines délicates ! Mais l'agriculture n'y perdra rien, car il faut bien que mon travail se com-
plète. Ne pouvant compter sur la Commission, j'ai eu recours à
mon confrère, Pharmacien, M. Plassan (*les Pharmaciens ne
craignent pas les mauvaises odeurs*), Propriétaire d'une métairie
dans le voisinage de Toulouse, qui, dans l'intérêt de la science
comme dans le sien propre, a déjà fait porter, sur une terre la-
bourée, plusieurs hectolitres du liquide *présumé* fertilisant, pour
voir, à la récolte prochaine, l'effet qu'il aura produit. Ce zèle de
M. Plassan, joint à la complaisance qu'il a eue de me seconder
dans mes expériences pour la préparation et l'emploi des réactifs,
comme aussi de me céder gratuitement, dans son domicile, un
local sans lequel je n'aurais pu rien faire, me paraissant mériter
une récompense, j'ose prier M. le Maire de lui accorder, *gratuitement aussi*, au moins pour un an, le produit journalier des
quatre urinoirs les plus rapprochés de son habitation, alors même
que les spéculateurs stercoraires auraient le bon esprit de traiter
avec la commune, pour profiter d'un bien qu'on jette, je ne sais
trop pourquoi, dans les ruisseaux des rues, non-seulement en
pure perte, mais encore au grand dommage de la salubrité, tant
que les fonds votés par le Conseil municipal, pour cet objet, resteront inutilement en caisse, et que la cité Palladienne ne m'élè-
vera pas à la toute-puissance (fors le maniement des deniers, dont
je n'ai que faire), sur les dormeurs Commissaires de police sanitaire, et sur mes très-négligens collaborateurs gadouards-viden-
geurs, *dont je suis très-mécontent*, afin que je puisse les commander en maître, pour l'enseignement de tout le monde
contagionable : quelle ambition ! quel orgueil !